Hannah Klein

Wie Unternehmen die psychische Gesundheit ihrer Mitarbeiter fördern

Die Stärken und Schwächen der betrieblichen Beratung

Bibliografische Information der Deutschen Nationalbibliothek:

Die Deutsche Nationalbibliothek verzeichnet diese Publikation in der Deutschen Nationalbibliografie; detaillierte bibliografische Daten sind im Internet über http://dnb.d-nb.de abrufbar.

Impressum:

Copyright © Science Factory 2019

Ein Imprint der Open Publishing GmbH, München

Druck und Bindung: Books on Demand GmbH, Norderstedt, Germany

Covergestaltung: Open Publishing GmbH

Aus den Fragebögen

„Ich hätte mir gewünscht, dass der Mensch gesehen wird, dass Verständnis dafür aufgebracht wird, dass jemand in einer bestimmten Situation (mit psychischer Krankheit) nicht voll leistungsfähig ist, es aber wieder sein wird."

„Ich durfte früher gehen, wenn ich das wollte, wurde erstmal in Doppelbesetzung eingeteilt und nur in Bereichen mit niedriger Verantwortung (...).

Alle diese Maßnahmen (...) bestanden so lange, bis ich mich selbst wieder in der Lage sah, nach und nach wieder mehr Verantwortung zu tragen. So konnte ich deutlich früher wieder einsteigen, als es möglich gewesen wäre, wenn ich direkt wieder voll hätte arbeiten müssen."

Dank an...

alle Studienteilnehmer für ihr Vertrauen und ihre Offenheit, Prof. Dr. Dietz und Herrn Schmitz für ihre fachliche Begleitung.

Ein sehr persönlicher Dank geht an dieser Stelle noch einmal an Prof Dr. Dietz in seiner Funktion als Studiengangsleiter und Mentor – sein Ideenreichtum und seine Flexibilität haben maßgeblich dazu beigetragen, dass ich das Studium fortsetzten konnte.

Von Herzen möchte ich meiner Familie und meinen Freunden, für die liebevolle Ermutigung und den Ansporn, nach vorn zu blicken und die Segel neu zusetzen, danken.

Ohne Euch gäbe es diese Abschlussarbeit vielleicht nicht.

Inhalt

Abbildungsverzeichnis VII

Tabellenverzeichnis IX

Glossar X

1 Einleitung 1

2 Theoretischer Hintergrund und Grundlagen 4

2.1 Psychische Gesundheit 4

2.2 Psychische Erkrankung 4

2.3 Ursachen für psychische Erkrankungen 8

2.4 Fakten und Zahlen zu psychischer Gesundheit in Deutschland 9

2.5 Betriebliches Gesundheitsmanagement 11

2.6 Betriebliche Beratung 12

3 Der Zusammenhang zwischen Arbeit und psychischer Gesundheit 14

3.1 Einfluss der Arbeit auf die psychische Gesundheit 14

3.2 Einfluss der psychischen Gesundheit auf die Arbeit 16

4 Betriebliche Beratung zur psychischen Gesundheit 18

4.1 Rechtliche Vorgaben für den Arbeitgeber 18

4.2 Grundlagen betrieblicher Beratung zur psychischen Gesundheit 20

5 Empirischer Teil 27

5.1 Methodologische Position 27

5.2 Ziel der Untersuchung 27

5.3 Zielgruppe 28

5.4 Erhebungsinstrument 29

5.5 Layout 35

5.6 Hinweise zum Ausfüllen 37

5.7 Aufbau und Inhalt des Online-Fragebogens 39

6 Datenerhebung **44**

    6.1 Rekrutierung der Teilnehmer 44

    6.2 Pretest 45

7 Datenauswertung **47**

    7.1 Stichprobe 47

    7.2 Präsentation der Ergebnisse 47

    7.3 Beantwortung der Hypothesen und Forschungsfrage 58

8 Diskussion **67**

    8.1 Erfüllung der Gütekriterien 67

    8.2 Interpretation der Ergebnisse 68

    8.3 Kritische Betrachtung der Methode 77

    8.4 Begrenzungen dieser Arbeit 79

    8.5 Weiterführende Gedanken und Empfehlungen 80

9 Fazit und Ausblick **82**

Literaturverzeichnis **86**

Anhang **92**

    Vorarbeiten 92

    Forschungsergebnisse 111

Abbildungsverzeichnis

Abbildung 1: Das Funktionsmodell psychischer Gesundheit (Grünbuch 2005, S. 5; zitiert nach Lathinen et al. 1999, o. S.) 8

Abbildung 2: Erwerbspersonen mit Mitgliedschaft in der Techniker; standardisiert (Techniker 2018, S. 26) 9

Abbildung 3: Betriebliche Indikatoren für hohe Belastungen (BAuA 2002, S.12) 17

Abbildung 4: Online-Fragebogen zur psychischen Gesundheit in Unternehmen, Layout (eigene Darstellung 2018) 36

Abbildung 5: Online-Fragebogen zur psychischen Gesundheit in Unternehmen, Layout (eigene Darstellung 2018) 36

Abbildung 6: Online-Fragebogen zur psychischen Gesundheit in Unternehmen, Layout (eigene Darstellung, 2018) 37

Abbildung 7: Online-Fragebogen zur psychischen Gesundheit in Unternehmen, Hinweise zum Ausfüllen (eigene Darstellung 2018) 37

Abbildung 8: Online-Fragebogen zur psychischen Gesundheit in Unternehmen, Hinweise zum Ausfüllen (eigene Darstellung 2018) 38

Abbildung 9: Online-Fragebogen zur psychischen Gesundheit in Unternehmen, Hinweise zum Ausfüllen (eigene Darstellung 2018) 38

Abbildung 10: Online-Fragebogen zur psychischen Gesundheit in Unternehmen, Willkommensseite (eigene Darstellung 2018) 39

Abbildung 11: Online-Fragebogen zur psychischen Gesundheit in Unternehmen, Item No. 2 (eigene Darstellung 2018) 41

Abbildung 12: Online-Fragebogen zur psychischen Gesundheit in Unternehmen, Item No. 3 (eigene Darstellung 2018) 41

Abbildung 13: Online-Fragebogen zur psychischen Gesundheit in Unternehmen, Item No.5 (eigene Darstellung, 2018) 42

Abbildung 14: Online-Fragebogen zur psychischen Gesundheit in Unternehmen, Item No. 10-12 (eigene Darstellung 2018) 43

Abbildung 15: Ergebnisse der Befragung, Geschlecht (eigene Darstellung, 2018) 48

Abbildung 16: Ergebnisse der Befragung, derzeitige Erwerbstätigkeit (eigene Darstellung, 2018) 49

Abbildung 17: Ergebnisse der Befragung, Betriebszugehörigkeit (eigene Darstellung 2018) 50

Abbildung 18: Ergebnisse der Befragung, Diagnosen (eigene Darstellung 2018) 51

Abbildung 19: Ergebnisse der Befragung, Fehltage (eigene Darstellung 2018) 52

Abbildung 20: Ergebnisse der Befragung, wichtige Faktoren (eigene Darstellung, 2018) 58

Abbildung 21: Ergebnisse der Befragung, UH 3 Bindung 2 (eigene Darstellung 2018) ... 61

Abbildung 22: Ergebnisse der Befragung, Stellenumfang (eigene Darstellung 2018) 69

Abbildung 23: Effekte von sozialer Unterstützung auf Wohlergehen und Gesundheit (Stadler et al. 2002) 72

Tabellenverzeichnis

Tabelle 1: Ergebnisse der Online-Befragung, Ausgestaltung betrieblicher Angebote (eigene Darstellung 2018) 53

Tabelle 2: Ergebnisse der Online-Befragung, Dimensionen (eigene Darstellung 2018) ... 54

Tabelle 3: Ergebnisse der Befragung, Externe Beratung Angebote 1 (eigene Darstellung 2018) 55

Tabelle 4: Ergebnisse der Befragung, Interne Beratung Angebote 1 (eigene Darstellung 2018) 56

Tabelle 5: Ergebnisse der Befragung, Externe Beratung Angebote 2 (eigene Darstellung 2018) 56

Tabelle 6 Ergebnisse der Befragung, Interne Beratung Angebote 2 (eigene Darstellung 2018) 57

Tabelle 7: Ergebnisse der Befragung, UH 1 Arbeitsmotivation (eigene Darstellung 2018) 59

Tabelle 8: Ergebnisse der Befragung, UH 2 Fehlzeiten (eigene Darstellung 2018) 59

Tabelle 9: Ergebnisse der Befragung, UH 3 Bindung 1 (eigene Darstellung 2018) 60

Tabelle 10: Ergebnisse der Befragung, UH 4 Einfluss (eigene Darstellung 2018) 62

Tabelle 11: Ergebnisse der Befragung, UH 5 Soziale Unterstützung1 (eigene Darstellung 2018) 63

Tabelle 12: Ergebnisse der Befragung, UH 5 Soziale Unterstützung 2 (eigene Darstellung 2018) 63

Glossar

Commitment	Bindung des Arbeitnehmers an das Unternehmen.
Coping-Strategie	Begriff aus der Psychologie, beschreibt die vorhan-denen Bewältigungsmechanismen im Umgang mit schwierigen Situationen, Ereignissen oder Umständen (vgl. Fischer et al. 2015, S. 23).
Flow	Beschreibt den Zustand des völligen Aufgehens in einer Tätigkeit. Raum und Zeit werden dabei voll-kommen vergessen (vgl. Csikszentmihalyi 2003).
Generation Y	Bevölkerungskohorte, die zw. 1980 und 1995 geboren wurde. Kennzeichnend für diese ist der Wunsch nach Vereinbarkeit von Beruf u. Privatleben, Selbstverwirklichung, Sinnhaftigkeit, persönliche Entfaltung ist wichtiger als die klassische Karriere (vgl. Gruenderszene 2018).
Genetische Dispositionen	Die Vererbbarkeit psychischer Erkrankungen.
Humankapital	Potenzial, über das ein Arbeitnehmer verfügt. Dieses setzt sich unter anderem aus erworbenen Kompetenzen und Profession, Motivation, Leitungsfähigkeit, Lernfähigkeit, Einsatzbereitschaft und Identifikation mit dem Unternehmen zusammen (vgl. Flamholtz 1999).
ICD 10	Abkürzung für "International statistical Classification of Diseases and related health problems". Der ICD-10 Code dient der weltweit einheitlichen Zuordnung von Krankheiten und Gesundheitsproblemen" (Meine Gesundheit o. J.).
Protektivfaktoren	Gesundheitliche Schutzfaktoren
Resilienz	„Psychische Widerstandsfähigkeit gegenüber Stressoren" (Fischer et al. 2015, S. 23).
Return on Invest (ROI)	„Auskunft über Verhältnis Nutzen zum investierten Kapital" (Walle 2018).
Thriving	Tiefempfundene Begeisterung für eine (Arbeits-) Tätigkeit (Fischer et al. 2015, S. 44).

1 Einleitung

Das Thema psychische Gesundheit ist in den letzten Jahren immer mehr in den Mittelpunkt der öffentlichen Diskussion gerückt. Die Anzahl der psychischen Erkrankungen in Deutschland steigt stetig.

Laut des Gesundheitsreports 2017 der DAK liegt der Anteil der psychischen Erkrankungen der Versicherten bei 17,1 %. Psychische Erkrankungen liegen damit auf Platz zwei der häufigsten Krankheiten. Die Anzahl der damit einhergehenden Krankheitstage liegt bei 246,2 Tagen pro 100 Versichertenjahre (vgl.Storm et al. 2017, S. 8).

Der Gesundheitsreport 2018 der Techniker Krankenkasse zeigt ähnliche Ergebnisse. Laut diesem belaufen sich die Fehlzeiten aufgrund psychischer Diagnosen auf 243 Tage pro 100 Versicherungsjahre (vgl.Techniker 2018, S. 25).

Auffallend ist, dass bei nahezu allen anderen Krankheiten ein stetiger Rückgang der Krankheitstage zu beobachten ist.

„Anders als bei den meisten anderen Krankheitsarten war bei Fehlzeiten aufgrund von psychischen Störungen erneut ein leichter Anstieg feststellbar" (Techniker 2018, S. 25).

Diese Entwicklung hat zum einen Folgen für die Betroffenen selbst, zum anderenauch ökonomische für Arbeitgeber sowie für die Volkswirtschaft.

Psychische Erkrankungen verursachen hohe Kosten. Hohe Krankenstände, geringere Leistungsfähigkeit, höhere Fehlerquoten, Auswirkungen auf die Belegschaft, vermehrte Arbeitsunfälle und Verlust des Humankapitals gehören zu den unmittelbaren Folgen von psychischen Erkrankungen für Unternehmen.

Das allgemeine Interesse an dieser Thematik steigt dementsprechend und rückt immer mehr in den Fokus. Mittlerweile gibt es eine Vielzahl an Studien seitens der Krankenkassen, Rentenversicherungen, aber auch von anderen Instituten (vgl. DAK 2018; Techniker 2018; DGFP 2011). Diese konzentrieren sich jedoch hauptsächlich auf das Untersuchen und das Ermitteln der Belastungsfaktoren am Arbeitsplatz. Die Umsetzung von primären Präventionsmaßnahmen steht dabei häufig im Fokus, um die Entstehung von psychischen Erkrankungen durch Belastungen zu verhindern.

Welche Präventionsangebote bei einer bereits bestehenden psychischen Erkrankung wirksam sind, findet bislang wenig Beachtung. Auch Maßnahmen wie die rechtliche Verpflichtung zur psychischen Gefährdungsbeurteilung onzentrieren sich vorwiegend auf den Einfluss der Arbeitsbedingungen auf die psychische Gesundheit. Da psychische Erkrankungen aber durch viele individuelle Faktoren wie Resilienz, Coping-Strategien oder genetische Dispositionen beeinflusst werden, ist es unerlässlich, das Thema ganzheitlich zu betrachten.

Diese Masterarbeit beschäftigt sich deshalb mit dem Einfluss des Arbeitgebers während einer bereits bestehenden psychischen Erkrankung des Arbeitnehmers.

Es gibt mittlerweile immer mehr Möglichkeiten für Arbeitgeber, sich dieser Thematik anzunehmen und psychische Gesundheit mit in die Konzepte des betrieblichen Gesundheitsmanagements zu integrieren. Neben arbeitsschutzrechtlichen Vorgaben gibt es eine Vielzahl an unterschiedlichen Herangehensweisen, um die psychische Gesundheit zu fördern.

Die Betrachtung von internen und externen Beratungsdienstleistungen zum Thema psychische Gesundheit in Unternehmen steht im Mittelpunkt dieser Arbeit.

Mithilfe einer bundesweiten Online-Befragung erwerbstätiger Personen mit diagnostizierter psychischer Erkrankung soll folgende Forschungsfrage beantwortet werden: „Was sind Stärken und Schwächen einer externen betrieblichen Beratung zum Thema psychische Gesundheit im Unternehmen im Gegensatz zu einer internen betrieblichen Beratung?"

Ziel ist es, einen Einblick in die Möglichkeiten der bestehenden betrieblichen Programme zu erhalten und die Wirksamkeit dieser zu beurteilen.

Die Arbeit gliedert sich in drei Hauptteile: Der theoretische Teil dient dazu, einen Einblick in die Thematik der psychischen Gesundheit und Erkrankungen zu geben. Zentrale Begriffe werden erläutert und bezüglich der Thematik wesentliche Fakten dargelegt. Die Themen betriebliches Gesundheitsmanagement und betriebliche Beratung werden erläutert, um daraufhin die Zusammenhänge zwischen Arbeit und psychischer Gesundheit und umgekehrt zu betrachten.

Der theoretische Teil schließt mit der Betrachtung von betrieblichen Programmen zur psychischen Gesundheit, dem derzeitigen Kenntnisstand und rechtlichen sowie konzeptionellen Rahmenbedingungen.

Darauf folgt der empirische Teil. Hier werden die methodologische Position, Ziel und Zielgruppe der Untersuchung beschrieben.

Darauf folgt die Ausführung des empirischen Vorgehens in dieser Arbeit. Das Erhebungsinstrument, der Online- Fragebogen, wird vorgestellt und anhand von Beispielen dessen Aufbau beschrieben.

Im dritten Teil der Datenerhebung werden zunächst die Stichprobe und die Ergebnisse der Befragung präsentiert. Darauf folgt die Beantwortung der fünf Unterhypothesen, der Haupthypothese und zum Schluss die der Forschungsfrage.

Im Anschluss werden die Ergebnisse im Diskussionsteil interpretiert, die Wahl der Methode kritisch betrachtet und Empfehlungen für das weitere Vorgehen gegeben.

Die Arbeit endet mit dem Fazit, in dem ein Resümee über den gesamten Forschungsprozess gezogen wird.

Aus Gründen der besseren Lesbarkeit wird auf die gleichzeitige Verwendung

männlicher und weiblicher Sprachformen verzichtet. Sämtliche Personenbezeichnungen gelten für beiderlei Geschlecht.

2 Theoretischer Hintergrund und Grundlagen

Der Fokus dieser Masterarbeit liegt auf dem Einfluss des Arbeitgebers auf die psychische Gesundheit im Unternehmen. Speziell wird Bezug auf den Umgang mit Mitarbeitern mit psychischer Erkrankung genommen.

Einflussfaktoren wie Belastungen, Ressourcen und die Wirksamkeit von betrieblicher Beratung werden näher betrachtet und untersucht.

Da es sich um eine sehr komplexe Thematik handelt, wird zunächst ein umfassender Überblick über die zentralen Begriffe, den aktuellen Forschungsstand und den Rahmen, in dem sich das Thema psychische Gesundheit und Arbeit befindet, gegeben.

2.1 Psychische Gesundheit

Die Weltgesundheitsorganisation (WHO) definiert psychische Gesundheit folgendermaßen:

„Psychische Gesundheit ist ein Zustand des Wohlbefindens, in dem eine Person ihre Fähigkeiten ausschöpfen, die normalen Lebensbelastungen bewältigen, produktiv arbeiten und etwas zu ihrer Gemeinschaft beitragen kann" (Weltgesundheitsorganisation 2018, S. 1).

Die Definition des Robert-Koch-Instituts beschreibt psychische Gesundheit als „eine Voraussetzung dafür, das eigene intellektuelle und emotionale Potenzial verwirklichen zu können und eine Rolle in der Gesellschaft, (...) im Arbeitsleben finden und erfüllen zu können" (2010, S. 39).

2.2 Psychische Erkrankung

Der Gegensatz zum Zustand der psychischen Gesundheit ist der der psychischen Erkrankung. Dieser wird häufig auch als psychische Symptomatik oder Störung bezeichnet. In dieser Arbeit werden die Begriffe synonym verwendet.

Sie „umfassen ein breites Spektrum von Problemen mit unterschiedlichen Symptomen. Sie sind jedoch im Allgemeinen durch eine Kombination von gestörten Gedanken, Emotionen, Verhaltensweisen und Beziehungen zu anderen gekennzeichnet. (...) Viele dieser Störungen können erfolgreich behandelt werden" (Weltgesundheitsorganisation 2018, S. 1).

Bastine definiert diese ähnlich, als „Beeinträchtigungen der normalen Funktionsfähigkeit des menschlichen Erlebens und Verhaltens, die sich in emotionalen, kognitiven, behavioralen, interpersonalen und/oder körperlichen Beeinträchtigungen äußern" (1998, S. 19).

Nicht jede psychische Erkrankung ist auch zwangsläufig behandlungsbedürftig. Statistisch gesehen erkrankt jede zweite Frau und jeder dritte Mann im Laufe ihres bzw. seines Lebens an einer psychischen Erkrankung.

Die Mehrzahl dieser Erkrankungen verschwindet mit der Zeit auch ohne intensive Behandlung (vgl.Wiessmann 2016, S. 84).

Symptome „wie dauernde Müdigkeit, Kopfschmerzen, Erschöpfung, Verspannungen und Schlafstörungen können psychische Ursachen haben. Diese Symptome werden allerdings oft verharmlost oder nur ungern psychischen Ursachen zugeordnet" (Buehler 2010, S. 30).

Jedoch „wenn die Selbstversorgung nicht mehr möglich ist, der Betroffene unter der Symptomatik leidet und er sich und andere gefährdet" (Wiessmann 2016, S. 83), sollte ärztliche oder therapeutische Hilfe in Anspruch genommen werden.

Im Folgenden werden die häufigsten Diagnosen in Deutschland kurz erläutert. Aufgrund der Komplexität der Thematik kann hier lediglich ein knapper Überblick mit den gängigsten Merkmalen und Symptomen der Erkrankungen geben werden.

2.2.1 Angststörungen

Hierzu gehören Phobien, Panikattacken und generalisierte Angststörungen. Als Angststörung gelten unangemessene, von der Norm abweichende Angstempfindungen, die gegenüber Situationen, Menschen, Tieren oder Objekten auftreten. Kennzeichnend ist, dass die empfundenen Ängste und deren Intensität nicht angemessen an die tatsächliche „Bedrohung" sind.

Als Phobie werden unangemessene Ängste bezeichnet, die sich auf oben genannte Bereiche beziehen können. Bevölkerungsweit bekannte Phobien sind beispielsweise die Klaustrophobie oder Tierphobien.

Plötzliche Angstanfälle mit starken psychischen und physischen Symptomen bezeichnet man als Panikattacken.

Generalisierte Angststörung bezeichnet hingegen eine Dauerangst der Betroffenen, die sich auf die verschiedensten Lebensbereiche beziehen kann (vgl.Wiessmann 2016, S. 67).

2.2.2 Affektive Störungen

Zu diesem Formenkreis gehören Depressionen, Manien und bipolare Störungen. Zu den neben den Angststörungen häufigsten Diagnosen in Deutschland gilt die Depression. Merkmale einer Depression sind Antriebsmangel, Abgeschlagenheit, niedergeschlagene Stimmung der Betroffenen bis hin zu suizidalen Tendenzen.

Fälschlicherweise wird das so genannte Burn-out-Syndrom oft als eigenständige Diagnose verstanden, gilt jedoch aus fachlicher Sicht als „verdeckte Depression". Die Manie ist das Gegenteil einer Depression, im Sinne einer übertriebenen Antriebssteigerung. Kennzeichnend ist die nicht situationsangemessene, übersteigerte oder überreizte Stimmung der Betroffenen.

Als bipolare Störung gilt die Erkrankung, bei der sich depressive und manische Phasen abwechseln (vgl.Wiessmann 2016, 86 f.).

2.2.3 Anpassungsstörung

Diese Diagnose lässt sich teilweise der der Angsterkrankungen und der affektiven Störungen zuordnen. Es handelt sich hierbei um eine Reaktion auf ein belastendes Lebensereignis wie zum Beispiel der Tod eines Angehörigen oder eine Trennung.

Symptome können die bereits bei Angststörungen beschriebenen oder die der Depression sein.

Früher war diese Erkrankung unter reaktive Depression bekannt. Sie stellt eine der häufigsten Diagnosen dar (vgl.Faust, Prof. Dr. med. Volker 2018, 3 ff.).

2.2.4 Stoffgebundene Suchterkrankungen

Diese bezeichnen die Abhängigkeit von psychotropen Substanzen, also Stoffe, die unmittelbare Auswirkungen auf die Psyche haben. Zu diesen zählen unter anderem Alkohol, Drogen und Medikamente.

2.2.5 Somatoforme Störungen

Körperliche Beschwerden ohne organische Erkrankung werden so bezeichnet. Betroffene empfinden physische Beeinträchtigungen und/oder Schmerzen.

Es können hierfür jedoch keinerlei organische Ursachen gefunden werden (vgl. ebd. S.85 ff.).

2.2.6 Posttraumatische Belastungsstörungen (PTBS)

Eine PTBS tritt häufig nach einem schweren traumatischen Erlebnis auf. „Als traumatisierend werden im Allgemeinen belastende Ereignisse wie schwere Unfälle, Erkrankungen und Naturkatastrophen, aber auch Erfahrungen erheblicher psychischer, körperlicher und sexueller Gewalt sowie schwere Verlust- und Vernachlässigungserfahrungen bezeichnet" (Deutsche Traumastiftung 2017).

Die Symptome einer PTBS können sehr vielseitig sein. Emotionale Reaktionen wie Gereiztheit, große Ängstlichkeit bis hin zu kognitiven Reaktionen wie einer Amnesie sind unter anderem möglich (vgl. ebd.).

2.2.7 Essstörungen

Es lassen sich drei Formen von Essstörungen unterscheiden: Magersucht (Anorexie), Ess-Brech-Sucht (Bulimie) und Binge Eating Disorder.

Bei der Magersucht kommt es zu einem vom Betroffenen willentlich herbeigeführten extremen Gewichtsverlust, der bis zum Tod führen kann.

Die Ess-Brech-Sucht ist gekennzeichnet durch eine große Unzufriedenheit über das eigene Körpergewicht. Jegliche Kalorienzufuhr wird durch Gegenmaßnahmen kontrolliert. Anders als der Name es vermuten lässt, wird diese Regulation nicht zwangsläufig über Erbrechen gesteuert. Übermäßiger Sport, Missbrauch von Abführmitteln o. ä. werden häufig auch zur Gewichtsregulation eingesetzt (vgl.Bundesministerium für Gesundheit 2016).

„Eine weniger bekannte aber dennoch sehr häufige Form der Essstörung sind Essanfälle ohne gewichtsregulierende Gegensteuerung" (ebd.), das so genannte Binge Eating Disorder.

2.2.8 Aufmerksamkeitsdefizit-Hyperaktivitätsstörung (ADHS)

Eine Diagnose, die in den meisten Fällen bereits im Kinder- oder Jugendalter gestellt wird.

Früher wurde davon ausgegangen, dass ADHS im Erwachsenenalter verschwindet. Mehrere Studien widerlegen mittlerweile diese Ansicht, und es gibt immer mehr ADHS-Diagnosen bei Erwachsenen. Symptome einer Erkrankung sind: Übermäßige Aktivität, sehr impulsives Verhalten und Konzentrationsschwierigkeiten (vgl. Neuy-Bartmann 2013, S. 1).

2.3 Ursachen für psychische Erkrankungen

Die Entstehung psychischer Erkrankungen wird durch eine Vielzahl verschiedener Faktoren beeinflusst. Das Funktionsmodell zur psychischen Gesundheit (Abb. 1) nach Lahtinen et al. (1999) gibt einen Überblick über die verschiedenen Einflussfaktoren und deren Wechselwirkungen.

Als Faktoren gelten „unter anderem biologische (z. B. genetische, mit dem Geschlecht zusammenhängende), individuelle (z. B. persönliche Erfahrungen), familiäre und soziale Faktoren (z. B. soziale Unterstützung) sowie wirtschaftliche und Umfeldfaktoren (z. B. sozialer Status und Lebensbedingungen)" (GRÜNBUCH 2005, S. 5).

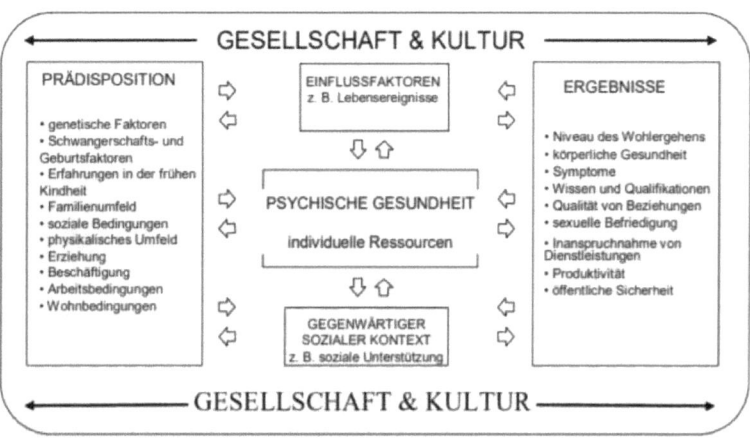

Abbildung 1: Das Funktionsmodell psychischer Gesundheit (Grünbuch 2005, S. 5; zitiert nach Lathinen et al. 1999, o. S.)

„Diese Faktoren interagieren auf komplexe Art und Weise untereinander, sodass kaum eindeutige und direkte Kausalbeziehungen abgeleitet werden können.

Die Auswirkung von genetischen Faktoren oder von Erfahrungen aus früher Kindheit wird moderiert durch eine Reihe von Risiko- und Protektivfaktoren, welche Einfluss auf die psychische Gesundheit im Lebensverlauf haben.

Demografische Determinanten wie Alter, Geschlecht oder Migrationserfahrungen haben unter anderem Einfluss darauf, welchen Risikofaktoren (z. B. Armut, Diskriminierung, Gewalt, sexueller Missbrauch) Menschen ausgesetzt sind und beeinflussen Häufigkeit und Schwere des Auftretens psychischer Störungen" (Robert Koch-Institut 2010, S. 39, zitiert nach Barry, Friedli 2008).

Wichtige Begriffe in diesem Zusammenhang sind Resilienz und Coping-Strategie (vgl. Fischer et al. 2015, 22 f.).

2.4 Fakten und Zahlen zu psychischer Gesundheit in Deutschland

Der Krankenstand innerhalb Deutschlands hat sich in den letzten Jahren nicht deutlich verändert.

Laut Psychoreport der DAK ist der „Gesamtkrankenstand (...) von 3,3 Prozent im Jahr 1997 auf 3,9 Prozent im Jahr 2014 gestiegen" (2015, S. 7). Im Jahr 2017 lag er bei 4,1 Prozent (vgl. DAK 2018, S. 1). Insgesamt ist ein leichter, jedoch nicht bemerkenswerter Anstieg zu beobachten.

Der Gesundheitsreport der Techniker Krankenkasse ermittelt sogar einen leichten Rückgang des Krankenstandes. So sei dieser von 4,18 Prozent im Vorjahr auf 4,14 Prozent im Jahr 2017 gesunken (vgl.Techniker 2018, S. 6).

Bei nahezu allen Krankheitsbildern wurde ein leichter Rückgang in beiden Berichten benannt. Im Gegensatz dazu stellt die Techniker Krankenkasse (Abb. 2) fest:

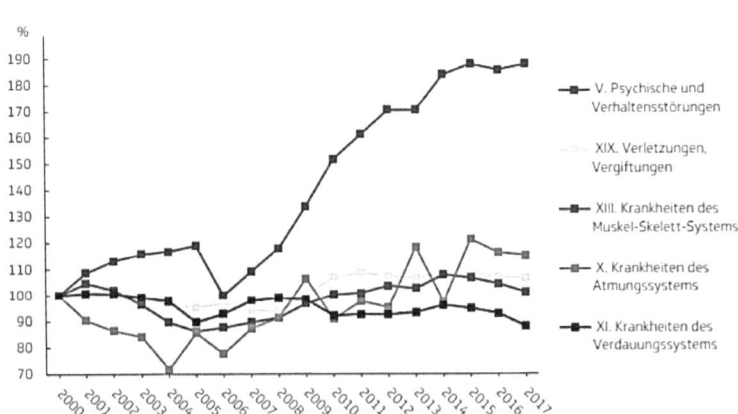

Abbildung 2: Erwerbspersonen mit Mitgliedschaft in der Techniker; standardisiert (Techniker 2018, S. 26)

„Anders als bei den meisten anderen Krankheitsarten war bei Fehlzeiten aufgrund von psychischen Störungen erneut ein leichter Anstieg feststellbar" (2018, S. 25). Laut des Gesundheitsreports 2017 der DAK liegt der Anteil der psychischen Erkrankungen der Versicherten bei 17,1 %. Psychische Erkrankungen liegen damit auf Platz zwei der häufigsten Erkrankungen. Die Anzahl der damit einhergehenden Krankheitstage liegt bei 246,2 Tagen pro 100 Versichertenjahre (vgl.Storm et al. 2017, S. 8).

Der Gesundheitsreport 2018 der Techniker Krankenkasse zeigt ähnliche Ergebnisse. Laut diesem belaufen sich die Fehlzeiten aufgrund einer psychischen Diagnose auf 243 Tage pro 100 Versicherungsjahre (vgl.Techniker 2018, S. 26).

Bei der Betrachtung dieser Entwicklung sollte nicht außer Acht gelassen werden, dass die Sensibilität für psychische Erkrankungen stetig wächst. Krankheitsbilder wie Depressionen oder ähnliches werden verstärkt Teil einer öffentlichen Diskussion und die Akzeptanz psychischer Krankheitsbilder hat sich verändert (vgl. PsyGA 2016, o. S.).

Seit 2002 sind zudem die kassenärztlichen Vereinigungen zur Weitergabe gesundheitsbezogener Daten an die gesetzlichen Krankenkassen verpflichtet. Durch diese Veränderung haben die Krankenkassen einen umfangreichen und detaillierten Überblick über den Gesundheitszustand ihrer Mitglieder. Sie veröffentlichen diese Daten in regelmäßigen Gesundheitsreports und stellen sie damit zu weiteren Analysen zur Verfügung.

Aufgrund moderner Klassifikationssysteme wie dem ICD-10 sind zuverlässigere Diagnosestellungen möglich als bisher. „[...] früher wurden häufig nicht die psychischen Erkrankungen diagnostiziert, sondern erst die körperlichen Spätfolgen wie Herz-Kreislauferkrankungen, Magengeschwüre oder Migräne." (PsyGA, 2016, o. S.).

„Die Differenzierung des Diagnosespektrums, die Entwicklung von Arztgruppen (z. B. Direktzugang zum Psychotherapeuten im Zuge des Psychotherapeuten-gesetzes 1999) oder eine verbesserte hausärztliche Wahrnehmung sind hier ebenso als Ursachen aufzuführen" (Jacobi und Harfst 2014, S. 2).

Dennoch ist laut Jacobi und Harfst (ebd.) davon auszugehen, „dass psychische Störungen immer noch weiterverbreitet sind, als es in den Behandlungsstatistiken erscheint". Diese These stützen die Autoren auf umfangreiche Recherchen und vergleichen mehrere Studien und Gesundheitsreporte.

Eine Studie des DGPPN gibt an, dass die Arbeitsunfähigkeitstage aufgrund von psychischen Erkrankungen bereits im Jahr 2014 bei 40 Millionen lagen. Damit belegten sie Platz zwei der Erkrankungen (vgl. 2014, S. 1).

„Sie sind heute auch der häufigste Grund für Frühverrentungen. Rund 75.000 Menschen scheiden pro Jahr aufgrund von psychischen Erkrankungen frühzeitig aus dem Arbeitsleben aus. Arbeitsausfälle infolge von psychischen Erkrankungen verursachten im Jahr 2012 Produktionsausfallkosten in Höhe von 6 Mrd. Euro" (ebd. S. 1). Psychische Erkrankungen gewinnen somit auch erheblich an ökonomischem Einfluss und sind von allgemeinem volkswirtschaftlichem Interesse.

2.5 Betriebliches Gesundheitsmanagement

Alle Maßnahmen seitens des Arbeitgebers, die zu Erhalt oder Verbesserung der Gesundheit der Mitarbeiter führen, bezeichnet man als betriebliches Gesundheitsmanagement (BGM). Dabei handelt es sich um das Schaffen von gesundheitsförderlichen Rahmenbedingungen und so genannten verhältnis- und verhaltensorientierten Maßnahmen.

Unterschieden wird zwischen der Förderung von Schutzfaktoren, also Ressourcen, die sich positiv auf die Gesundheit der Arbeitnehmer auswirken, und dem Abbau von Belastungen im Arbeitskontext. Diese werden als Risikofaktoren bezeichnet (vgl. Esslinger 2010, 68 f.).

Missverständlich an dieser Stelle, wird der Begriff der betrieblichen Gesundheitsförderung (BGF) häufig mit dem BGM gleichgesetzt.

BGM fasst jedoch alle „Aktivitäten zur Verbesserung von Arbeitsschutz und Arbeitssicherheit, Gesundheitsschutz und Gesundheitsförderung sowie Maßnahmen des Betrieblichen Eingliederungsmanagements (BEM) systematisch zusammen. Gesundheit wird dabei in sämtlichen thematisch benachbarten Aufgabenbereichen wie dem Personalmanagement sowie der Personal- und Organisationsentwicklung als Leitmotiv verankert" (Der Gesundheitsplan 2018, o. S.).

Beim BGF steht dagegen „nur" die „aktive Förderung der Mitarbeitergesundheit im Mittelpunkt. Ziel ist es, gesundheitsrelevante Belastungen zu senken und die Ressourcen der Mitarbeitenden zu stärken, indem die Arbeitsbedingungen, die Organisation, das Arbeitsklima und das individuelle Verhalten angepasst werden.

Typische Handlungsfelder sind Bewegung, Ernährung, Stressbewältigung und Entspannung sowie Suchtprävention. Zum Einsatz kommen Maßnahmen der

Verhaltens- und der Verhältnisprävention" (ebd.). Das BGF ist also ein Teil im Gesamtkonzept des BGM.

Zunehmend mehr Unternehmen nehmen sich dieses Themas an. Dennoch besteht vor allem Nachholbedarf, „was ein konzeptionell fundiertes und dauerhaft angelegtes Betriebliches Gesundheitsmanagement anbelangt" (Esslinger 2010, S. 8).

In zahlreichen Unternehmen fehlt ein langfristig angelegtes Konzept, häufig wird kurzfristig agiert oder Maßnahmen werden nicht dauerhaft implementiert (vgl. ebd.).

2.6 Betriebliche Beratung

Der in der vorliegenden Arbeit wiederkehrende Begriff der Beratung wird nachfolgend kurz erläutert. Da er mittlerweile sehr inflationär verwendet wird, werden in dieser Arbeit mit dem Begriff die beschriebenen Eigenschaften von Beratung verknüpft.

„Beratung definieren wir als eine freiwillige, meist kurzfristige, oft nur situative soziale Interaktion *bei nicht-pathologischen Problemfällen* zwischen einem (meist professionellen) Berater (Beraterteam) und einem Ratsuchenden (einer Gruppe oder Organisation). Diese regelgeleitete Interaktion findet meist in einem ‚*institutionellen Setting*' statt" (Elbing 2014, o. S.).

In dieser Arbeit ist lediglich die professionelle Beratung durch dazu befähigte Personen gemeint. Die Kompetenzen von professioneller Beratung, „umfassen Fähigkeiten zum Beziehungsaufbau, zur Informationsgewinnung und Problemanalyse mittels diagnostischer, anregender und stützender Methoden unter Nutzung von Informationen, Objektwissen, Reflexionen, sozialer Netzwerke und natürlicher Ressourcen. Veränderung durch Beratung basiert auf kognitiv-emotionaler Einsicht und aktivem Lernen und will die Selbsthilfebereitschaft, die Selbststeuerungskompetenz, die Situationsdefinitionen, die Entscheidungsfähigkeit und das Handlungsrepertoire der Ratsuchenden verbessern" (ebd.).

Unter Beratungsangeboten werden in dieser Arbeit alle Maßnahmen verstanden, die die im Zusammenhang mit psychischer Gesundheit helfende Interaktion einbeziehen. Dies können Angebote zur Prävention, Workshops, Seminare, beratende Gespräche oder Coachings für Führungskräfte, Mitarbeiter oder ganze Teams sein.

Außerdem sind auch Hilfeleistungen bei der Diagnostik und Therapieplatzsuche gemeint. Vereinzelt können in den Beratungszyklus auch Angehörige miteinbezogen werden, sollte dies für den Genesungsverlauf sinnvoll sein.

Daher wird der Begriff betriebliche Programme synonym zu dem der Beratung verwendet.

In Bezug auf die psychische Gesundheitsförderung in Unternehmen werden die Beratung oder Beratungsangebote als Teil dem BGM zugeordnet. Es wird zwischen internen und externen Beratungsleistungen unterschieden (Kap. 4.3.3).

3 Der Zusammenhang zwischen Arbeit und psychischer Gesundheit

Psychisch gesunde Mitarbeiter gelten als entscheidende Faktoren für den Erfolg von Unternehmen. Der Zusammenhang zwischen Arbeit und psychischer Gesundheit bekommt aufgrund der zunehmenden Krankheitsfälle eine immer größerer Bedeutung (vgl. PsyGA 2016, S. 3). Welchen Einfluss die Arbeit bzw. das Unternehmen auf die psychische Gesundheit der Mitarbeiter hat und welchen Einfluss psychische Gesundheit auf die Arbeit hat, soll nachfolgend erläutert werden.

3.1 Einfluss der Arbeit auf die psychische Gesundheit

Der Einfluss von Arbeit auf die psychische Gesundheit wurde bereits durch vielzählige Studien wie den Stressreport der Bundesanstalt für Arbeitsschutz und Arbeitsmedizin (2012), den jährlichen Gesundheitsreports der verschiedenen Krankenkassen (Techniker, 2018; DAK, 2018) oder auch die Studie zur psychischen Beanspruchung von Mitarbeitern und Führungskräften der deutschen Gesellschaft für Personalführung (DGFP, 2011) belegt.

Der Wandel der Arbeitswelt, die gestiegenen Anforderungen durch Digitalisierung und Globalisierung, der veränderte Anspruch der individuellen Selbstoptimierung vor allem der sogenannten Generation Y und das Verschwimmen der Grenzen zwischen Beruf und Privatleben gelten als Ursachen für die stetige Zunahme an Belastungen durch die Arbeit (vgl.Bundesministerium für Arbeit und Soziales 2016, 3 f.; Roschker 2013, S. 35 f.).

Welche Folgen diese haben, hängt stark von den individuellen Ressourcen einer Person ab und von den Rahmenbedingungen, in denen sie sich befindet (vgl. Kap. 2.2). Nicht jede belastende Situation (Stressor) muss als Belastung empfunden werden. Es wird hier zwischen Distress und Eustress unterschieden. Eustress entsteht, wenn der Betroffene die Situation als herausfordernd und bewältigbar empfindet. Distress bedeutet Überforderung und eine Belastung für die Person.

Belastungsfaktoren der Arbeit können „Arbeitsverdichtung, Anforderungs-verdichtung, Zeit,- Termin,- Kosten- und Leistungsdruck, unplanbare Arbeitszeiten, ständige Arbeitsunterbrechungen, häufige Reorganisationsprozesse, neue Kommunikationsanforderungen" (Wiessmann 2016, S. 15) sein.

Aber auch psychosoziale Belastungen spielen eine bedeutende Rolle. „Psychosoziale Gefährdungsfaktoren können als Teilmenge der arbeitsbedingten psychischen

Belastungsfaktoren betrachtet werden. Psychosoziale Belastungen resultieren insbesondere aus den sozialen Arbeitsbedingungen, z. B. Mangelnden Kooperationsmöglichkeiten auf Kollegenebene, fehlender Anerkennung, Konflikten, Rücksichtslosigkeit durch Kollegen und Vorgesetzte (z. B. Mobbing)" (BAuA 2002, S. 3).

In diesem Zusammenhang ist vor allem der Einfluss der Führungsebene auf die Mitarbeiter entscheidend.

„Zahlreiche empirische Studien haben positive Zusammenhänge zwischen Führung und Gesundheit von Mitarbeitern nachgewiesen. So zeigten sich z. B. in Untersuchungen, in denen Vorgesetzte von Abteilungen mit hohen Fehlzeiten in Abteilungen mit niedrigen Fehlzeiten versetzt wurden, dass in der Folge die Fehlzeitenrate deutlich anstieg. Hohe Fehlzeiten können Ausdruck eines `stummen Mitarbeiterprotestes´ sein, eine mögliche Ursache davon ist erlebter Stress" (BAuA 2002, S. 6).

Es gibt eine Menge an Modellen, wie z. B. das Belastungs-Beanspruchungs-Modell der Arbeitswissenschaften oder das Arbeitsstressmodell nach Lazarus (Fischer et al. 2015, S. 23; nach Lazarus und Launier 1981, o. S.), die die Wirkung zwischen der Arbeit und dem Arbeitnehmer erfassen.

Daraus resultierend gibt es außerdem viele Konzepte zur Verbesserung der Arbeitsbedingungen und der Reduktion von Belastungen (vgl.Fischer et al. 2015, 13 f.).

Belastungen werden gemäß der DIN EN ISO 10075-1 Norm als „die unmittelbare Folge der psychischen Belastungen im Individuum in Abhängigkeit von seinen jeweiligen überdauernden und augenblicklichen Leistungsvoraussetzungen, einschließlich der individuellen Bewältigungsstrategien" (Demerouti et al. 2012, o. S.) beschrieben.

Folgen anhaltender zu hoher Belastung am Arbeitsplatz können sich in kurzfristigen oder langfristigen körperlichen Reaktionen, Auswirkungen auf die psychische Gesundheit oder einer negativen Auswirkung auf das Sozialleben zeigen (vgl.Fischer et al. 2015, 23 ff.).

Aus Stress können also Belastungen für den Arbeitnehmer entstehen, die sich unter anderem auf seine psychische Gesundheit auswirken können.

„So hat eine Vielzahl von Studien Hinweise darauf geliefert, dass Stress im Allgemeinen eng mit der Entstehung und dem Verlauf von psychischen Störungen verknüpft ist" (Fischer et al. 2015, S. 27zitiert nach McEwen, 2004).

Neben belastenden Einflussfaktoren kann sich Arbeit aber genauso auch positiv auf die psychische Gesundheit auswirken.

Erleben Mitarbeiter beispielsweise Sinn, Selbstwirksamkeit, Weiterentwicklung, tiefe Begeisterung für ihre Tätigkeit (Thriving) oder haben durch das Aufgehen in dieser Flow-Erlebnisse, wirkt sich dies nachweislich förderlich auf die psychische Gesundheit aus (vgl.Fischer et al. 2015, 44 f.).

3.2 Einfluss der psychischen Gesundheit auf die Arbeit

Im vorherigen Kapitel wurde der Einfluss der Arbeit auf die psychische Gesundheit des Arbeitnehmers betrachtet. In diesem Kapitel soll untersucht werden, welche Folgen und Auswirkungen die psychische Gesundheit des Arbeitnehmers auf die Arbeit bzw. ein Unternehmen hat.

3.2.1 Fehlzeiten

Psychisch erkrankte oder belastete Mitarbeiter fehlen häufig bei der Arbeit. Eine erhöhte Anzahl an Fehltagen führt unmittelbar zu Mehrkosten im Unternehmen.

Es wird hier unterschieden zwischen Fehlzeiten aufgrund einer krankheitsbedingten bescheinigten Arbeitsunfähigkeit und dem Unwillen zur Arbeit zu gehen (vgl.Fischer et al. 2015, S. 31).

Letzteres, der so genannte Absentismus, kann auch ohne offizielle krankheits-bedingte Arbeitsunfähigkeit „als Folge psychischer Belastungen verstanden werden" (ebd., S. 31).

Fischer (2015, S.31) verweist in diesem Zusammenhang auf Bakker et al. (2003): „Das Fernbleiben vom Arbeitsplatz kann als eine Form des Protests gegen demoralisierende Arbeitsbedingungen oder als Kompensation für diese gesehen werden."

3.2.2 Präsentismus

Im Gegensatz zum Absentismus steht der Präsentismus. Nicht immer bleibt ein arbeitsunfähiger Mitarbeiter der Arbeit fern. Ursachen für Präsentismus können unterbesetzte Abteilungen oder Firmen mit einer nicht gesundheitsfördernden Unternehmens- oder Führungskultur sein (vgl.Fischer et al. 2015, S. 32).

Der ökonomische Schaden für Unternehmen ist dabei enorm. Mitarbeiter, die krank zur Arbeit erscheinen, sind nachweislich weniger produktiv, haben eine erhöhte Fehlerquote, „verschlechtern ihre eigene Gesundheit, fallen langfristig aus und stecken zu allem Überfluss weitere Mitarbeiter an" (Fischer et al. 2015, S. 32; zitiert nach Pilette 2005;, Levak et al. 2012). So entstehen wirtschaftliche Schäden, die die der Arbeitsunfähigkeit übersteigen (vgl. ebd.).

3.2.3 Job Performance

Der englische Begriff Job Performance beschreibt, „inwieweit die Verhaltensweisen eines Mitarbeiters den Zielen der Organisation zuträglich sind. Damit sind sowohl arbeitsplatzspezifische Verhaltensweisen wie der Umgang mit bestimmten Arbeitsmitteln oder die Kommunikation mit Kunden gemeint wie auch allgemeinere Verhaltensweisen wie der Umgang mit Kollegen und die Inanspruchnahme von Weiterentwicklungsmöglichkeiten" (Fischer et al. 2015, S. 32.; zitiert nach Campell et al. 1999).

Erkrankte oder stark belastete Mitarbeiter zeigen häufig auffallende und für das Unternehmen schädliche Verhaltensweisen. So kann es zu aggressiverem Verhalten, Sabotageakten oder einfach einer sehr geringen Motivation, Unternehmensziele zu verfolgen, führen. Dies hat negativen Einfluss auf betriebswirtschaftliche Kennzahlen (vgl. ebd., S. 32 f.).

3.2.4 Weitere Faktoren

Eine Zusammenfassung weiterer Faktoren und Auswirkungen, die durch psychisch belastete Arbeitnehmer entstehen können, zeigt Abbildung 3.

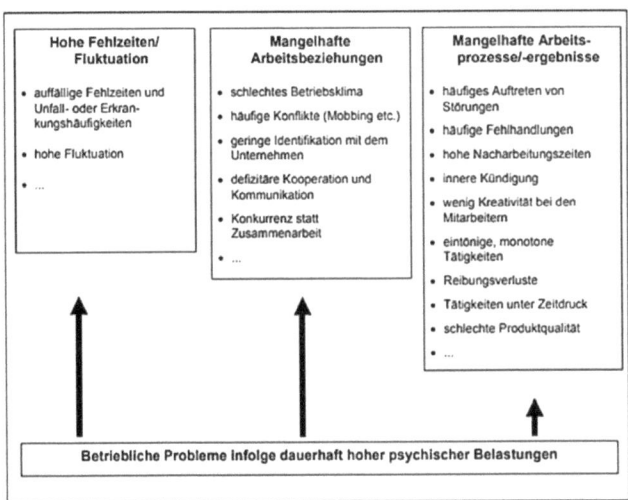

Abbildung 3: Betriebliche Indikatoren für hohe Belastungen (BAuA 2002, S.12)

4 Betriebliche Beratung zur psychischen Gesundheit

Wie bereits in Kapitel 2.5 und 2.6 beschrieben, gibt es viele verschiedene Konzepte und Ansätze zur betrieblichen Gesundheitsförderung.

Die meisten Großunternehmen verfügen über ein betriebliches Gesundheitsmanagement. Es handelt sich hierbei jedoch häufig um Programme zur allgemeinen Gesundheitsförderung, psychische Gesundheit wird in vielen Programmen nach wie vor wenig beachtet.

Bei kleinen und mittelständischen Unternehmen hingegen gibt es ein solches Management kaum. Gründe hierfür sind häufig Personalmangel, Finanzierungsschwierigkeiten oder mangelndes Wissen über die Wichtigkeit eines BGM (vgl.Esslinger 2010, 8 f.).

In diesem Kapitel werden rechtliche Rahmenbedingungen und Grundlagen betrieblicher Beratung zur psychischen Gesundheit vorgestellt.

4.1 Rechtliche Vorgaben für den Arbeitgeber

Das Arbeitsschutzgesetz verpflichtet Arbeitgeber, die Arbeit und Arbeitsumgebung für den Arbeitnehmer gesundheits- und persönlichkeitsfördernd sowie sicher und anspruchsoptimal zu gestalten. Die §§ 2,3,4 und 5 ArbSchG regeln dies.

Die Erweiterung dieser Verpflichtung gestaltet sich in Form der psychischen Gefährdungsbeurteilung.

§ 84 Abs. 2 SGB IX regelt die Durchführung des betrieblichen Eingliederungsmanagements (vgl.Wiessmann 2016, 49 ff.).

Die Umsetzung der rechtlichen Vorgaben bildet idealerweise die Grundlage für ein darauf aufbauendes und ergänzendes BGM.

4.1.1 Psychische Gefährdungsbeurteilung

Im September 2013 wurde § 5 des Arbeitsschutzgesetzes erweitert. Seitdembeinhaltet er auch die Gefährdungsbeurteilung bezüglich psychischer Belastungen am Arbeitsplatz. Der Arbeitgeber ist nun gesetzlich verpflichtet, diese durchzuführen. Es gibt jedoch bislang keine Vorschriften oder allgemeingültigen Standards, wie diese durchzuführen ist.

„Einem Bericht des Ausschusses der höheren Arbeitsaufsichtsbeamten (SLIC) derEuropäischen Union zufolge umfasst in Deutschland nur jede zweite Gefährdungsbeurteilung auch psychosoziale Aspekte (...). Nur bei 49 % der inspizierten

Arbeitsplätze lag eine Gefährdungsbeurteilung bezüglich psychosozialer Risiken ganz
oder zumindest teilweise vor. Anderen Schätzungen zufolge liegt der Anteil in kleineren Betrieben meist noch darunter" (DGPPN 2014, S. 2).

Da es in Deutschland kaum Sanktionierungsmöglichkeiten bei Missachtung desGesetzes gibt bzw. die Umsetzung aufgrund fehlender Vorschriften kaum nachvollzogen werden kann, ist die Wahrscheinlichkeit hoch, dass viele Betriebe keine oder nur unzureichende Gefährdungsbeurteilungen zur psychischen Belastungdurchführen.

„Die EU-Rahmenrichtlinie RL 89/391 EWG des Rates über die Durchführung von Maßnahmen zur Verbesserung der Sicherheit und des Gesundheitsschutzes der Arbeitnehmer bei der Arbeit" (DGPPN 2014, S. 3) ist die Ausgangslage der Gefährdungsbeurteilung.

„Diese sollte zu einem europäischen Mindeststandard im Arbeitsschutz führen und wurde in Deutschland mit dem Arbeitsschutzgesetz umgesetzt, welches auch die Pflicht zur Gefährdungsbeurteilung enthält" (ebd.).

Die Prävention psychischer Erkrankungen und die Förderung der psychischen Gesundheit sind Ziele, die im Europäischen Pakt für psychische Gesundheit und Wohlbefinden definiert sind und maßgeblich auch den deutschen Arbeitsschutz beeinflussen.

Ziel der Gefährdungsbeurteilung ist es, präventiv zu agieren und den Arbeitnehmer vor möglichen Gefahren zu bewahren. Hierfür wird in der Regel der Arbeitsplatz des Arbeitnehmers durch den Arbeitgeber aufgrund verschiedener Merkmale beurteilt und auf seine Gefahren eingeschätzt. Dabei werden Inhalte und Organisation der Arbeit sowie soziale Beziehungen miteinbezogen. Anschließend sollen diese Gefahren so gut es geht minimiert werden (vgl. DGPPN 2014, S. 3).

4.1.2 Betriebliches Eingliederungsmanagement (BEM)

Das BEM ist für den Arbeitgeber seit 2004 eine verpflichtende Maßnahme, die Arbeitnehmern, die in einem Jahr mehr als sechs Wochen am Stück arbeitsunfähig waren, angeboten werden muss.

Ziel ist es, den Arbeitsplatz und die Arbeitskraft zu erhalten und den Arbeitnehmer nach dem Ausfall wieder ins Unternehmen zu integrieren (vgl.Wiessmann 2016, 67 f.). Im Dialog soll geklärt werden, „wie die Arbeitsunfähigkeit überwunden werden kann und mit welchen Leistungen oder Hilfen erneuter Arbeitsunfähigkeit vorgebeugt und der Arbeitsplatz wie die Arbeit wieder aufgenommen werden kann" (§84 Abs. 2 SGB IX).

Die Inanspruchnahme des BEM ist für den Arbeitnehmer freiwillig und darf ohne Konsequenzen für ihn auch abgelehnt werden.

4.2 Grundlagen betrieblicher Beratung zur psychischen Gesundheit

Im Folgenden werden organisationale Grundlagen und Voraussetzungen dargelegt, der Begriff der Prävention erläutert und anschließend Möglichkeiten und Einfluss betrieblicher Beratung beschrieben.

Betriebliche Beratungsleistungen zur psychischen Gesundheit in Unternehmen benötigen eine „umfassenden Strategie, die einerseits zusammen mit Verantwortlichen aller Ebenen entwickelt und umgesetzt wird, andererseits mehrere Maßnahmen kombiniert, die sowohl auf individueller als auch organisatorischer Ebene oder deren Schnittstelle ansetzen. Nur ein sorgfältig geplantes Konzept, das gemeinsam mit den Beschäftigten auf den Weg gebracht wird, hat wirklich gute Chancen auf Erfolg. Spezifische Zielformulierungen, deren regelmäßige Aktualisierung sowie eine entsprechend fundierte Evaluation zählen ebenfalls zu den Rahmenbedingungen, die zum Erfolg eines Programms zur Förderung der psychischen Gesundheit erheblich beitragen" (Bundesministerium für Arbeit und Soziales 2016, S. 23).

Da der Großteil der bereits vorhandenen Konzepte ganzheitliche BGM-Konzepte oder BGF-Maßnahmen sind und nur wenige speziell auf die Thematik der psychischen Gesundheit zugeschnitten sind, werden im folgenden Kapitel einzelne Elemente, die in gängigen BGM-Konzepten implementiert und in Bezug auf psychische Gesundheit relevant sind, vorgestellt.

Die Auswahl wurde in Anlehnung der Empfehlungen zur Umsetzung von betrieblichen Maßnahmen des Projektes psyGA „Gesunde Mitarbeiter – gesundes Unternehmen – Eine Handlungshilfe für das Betriebliche Gesundheitsmanagement" des Bundesministeriums für Arbeit und Soziales (2016) getroffen.

4.2.1 Organisationale Grundlagen und Voraussetzungen

Viele Einflussfaktoren seitens des Unternehmens auf die psychische Gesundheit der Mitarbeiter ergeben sich bereits auf organisationaler Ebene.

Es handelt sich dabei oft um „Grundsatzentscheidungen wie Einstellung von zusätzlichem Personal, Reorganisation von Teams, bauliche Maßnahmen" (Fischer et al. 2015, S. 67) oder dem Umsetzten der rechtlichen Vorgaben (Kap. 4.1).

Diese Einflussfaktoren zu erkennen und wirksame Strategien zu entwickeln, gehört mit zu den Aufgaben einer Beratungsleistung zur psychischen Gesundheit in Unternehmen.

Laut Fischer (2015, S.34 f.) gibt es drei Ebenen, bei denen betriebliche Programme zur psychischen Gesundheitsförderung ansetzen können: Unternehmenskultur, Arbeitsplatzgestaltung, individuelles Verhalten der Mitarbeiter.

Eine gute, gesundheitsfördernde Unternehmenskultur bedeutet ein wertschätzender, unterstützender und vertrauensvoller Umgang zwischen Führungskräften und Mitarbeitern, Förderung von kollegialer Zusammenarbeit sowie von individuellen Leistungen gleichermaßen, offene und transparente Kommunikation und eine Kultur, die auch Fehler zulässt.

Vor allem Führungskräfte spielen in diesem Zusammenhang eine große Rolle. Sie müssen bei der Implementierung von Angeboten miteinbezogen werden, da sie zum einen als Vorbildfunktion fungieren und zum anderen maßgeblichen Einfluss auf die Ressourcen der Mitarbeiter haben.

Sie bemerken außerdem, sofern sie gelernt haben Symptome zu erkennen, früh, wenn sich Anzeichen einer psychischen Überlastung oder Erkrankung bei Mitarbeitern andeuten. Verfügen sie dann über die nötigen psychosozialen Kompetenzen, darauf zu reagieren oder in Zusammenarbeit mit den zuständigen Beratern den Mitarbeiter zu unterstützen, ist ein frühzeitiges und oft sehr wirksames Handeln möglich.

Messgrößen für diese Ebene sind unter anderem die Häufigkeit von Konflikten, Feedbackkultur, soziale Unterstützung (vgl.Fischer et al. 2015, S. 34; Wiessmann 2016, S.61 ff.; Roschker 2013, S. 54).

Unter Maßnahmen zur Arbeitsplatzgestaltung versteht man: Umfang und Anpassung von Arbeitszeit und -pensum, die Gestaltung des Arbeitsplatzes und der Umgebung, Arbeitsplatzsicherheit, Sicherheit, Mitarbeiterentwicklung, Anerkennung von Leistung und Partizipation (vgl.Fischer et al. 2015, S. 39; Wiessmann 2016, S.61 ff.).

Individuelles Verhalten bedeutet: Verhaltensweisen der Mitarbeiter und individuelle Persönlichkeitsmerkmale, die sich auf die psychische Gesundheit auswirken.

Diese Ebene bezieht die persönlichen Besonderheiten, alters- oder geschlechtsspezifische Unterschiede, Gesundheitsverhalten, persönliche Ressourcen, Resilienz, etc. mit ein.

Es ist wichtig, diese Ebene bei der Implementierung der betrieblichen Beratungsangebote zu berücksichtigen, um Angebote bedarfsgerecht anzubieten.

Arbeitswissenschaftliche Untersuchungen haben ergeben, dass sich der Bedarf von Mitarbeitern systematisch unterscheidet. Er ist abhängig von soziodemographischen Daten, beruflicher Tätigkeit, Arbeitsbelastung und vorhandenen Ressourcen. Konzepte sollten also immer individuell, bedürfnis- und bedarfsorientiert angepasst sein, um die Zielgruppe zu erreichen (vgl. Dragano et al. 2015, S.21 in Badura et al. 2015).

4.2.2 Prävention

Bei Maßnahmen der betrieblichen Beratung wird zwischen Prävention und BGF unterschieden, wobei ersteres einen Teil des BGF darstellt. Der Begriff BGF wurde bereits in Kapitel 2.5 erläutert. Der Präventionsbegriff wird nachfolgend beschrieben.

„Prävention ist im Gesundheitswesen ein Oberbegriff für zielgerichtete Maßnahmen und Aktivitäten, um Krankheiten oder gesundheitliche Schädigungen zu vermeiden, das Risiko der Erkrankung zu verringern oder ihr Auftreten zu verzögern. (…) Des Weiteren lassen sich präventive Maßnahmen im Hinblick darauf unterscheiden, ob sie am individuellen Verhalten (Verhaltensprävention) oder an den Lebensverhältnissen ansetzen (Verhältnisprävention)" (Bundesministerium für Gesundheit 2015a).

Es wird zwischen Primär-, Sekundär- und Tertiärerprävention unterschieden. Primärprävention hat zum Ziel, den Abfall von psychischer Gesundheit von vornherein zu verhindern. Alle Maßnahmen dienen dem Erhalt des psychischen Wohlbefindens und der psychischen Gesundheit.

Sind Belastungen oder nicht förderliche Umstände für die psychische Gesundheit der Arbeitnehmer bereits vorhanden, zielt die Sekundärprävention darauf ab, diese möglichst früh zu erkennen. Die Früherkennung, zügiges Reagieren und Beseitigen der Belastungsfaktoren kennzeichnen dieses Stadium der Prävention.

Sind Belastungen oder Distress bereits präsent im Unternehmen, ist zunächst deren Reduktion oberstes Ziel der Tertiärprävention (vgl.Fischer et al. 2015, S. 35).

Durch Unwissenheit über psychische Erkrankungen und ihre Symptome werden diese häufig lange ignoriert oder nicht thematisiert. Ein frühzeitiges Erkennen und Einschreiten kann jedoch häufig eine Chronifizierung der Krankheit und lange Ausfallzeiten verhindern. Vor allem im Bereich der Suchterkrankungen ist dies auch rechtlich relevant, da der Arbeitgeber laut Berufsgenossenschaftsgesetz verpflichtet ist einzuschreiten. BGVA1, § 7 (2): „Der Unternehmer darf Versicherte, die erkennbar nicht in der Lage sind, eine Arbeit ohne Gefahr für sich oder andere auszuführen, mit dieser Arbeit nicht beschäftigen".

4.2.3 Umsetzungsmöglichkeiten betrieblicher Beratung

Die Beratungsleistungen, Interventionen, Angebote und Maßnahmen können so vielfältig wie die Arbeitswelt selbst und deren Mitarbeiter sein.

Wie bereits erwähnt (Kap. 4.2.1), ist für den Erfolg die Individualität und passgenaue Implementierung von Konzepten entscheidend.

Es soll an dieser Stelle ein kleiner Überblick über die Möglichkeiten und den Umfang betrieblicher Beratungsleistungen gegeben werden.

Zu Beginn jeder betrieblichen Beratungsleistung, ob innerbetrieblich oder extern angesiedelt, muss eine Ist-Analyse erfolgen. Diese kann mithilfe von Mitarbeiterbefragungen, Einzelgesprächen oder ähnlichem erhoben werden. Sinnvoll ist es außerdem, betriebliche Kennzahlen mit einzubeziehen. Anhand dieser Analyse wird in der Regel ein nachhaltiges und individuelles Konzept entwickelt, das sich am jeweiligen Bedarf und an den Möglichkeiten des Unternehmens orientiert.

Bausteine für das weitere Vorgehen können Gespräche oder Coachings mit Führungskräften, einzelnen Mitarbeitern oder Teams sein.

Diese können beispielsweise anhand von standardisierten Leitfäden erfolgen.

Workshops, Seminare und ähnliches können in allen Bereichen der Prävention eingesetzt werden, um entweder aufzuklären, zu beraten oder in Gesundheitsfragen zu qualifizieren. Die individuelle Beratung von Führungskräften, Teams und Mitarbeitern in Form von Beratungsgesprächen, Coachings, Supervisionen oder Mediationen gehört ebenso dazu.

Die Vermittlung von Therapieplätzen, Einbezug des näheren Umfeldes, Beratung zu rechtlichen Angelegenheiten oder ähnlichem können auch Bestandteil der Beratungsleistung sein.

4.2.4 Externe und interne betriebliche Beratung

Mitarbeiter für diese betrieblichen Maßnahmen zur psychischen Gesundheit können sowohl unternehmensintern als auch extern rekrutiert werden. Wichtig ist jedoch in beiden Fällen, dass es sich um Experten handelt.

Innerbetriebliche Experten können „der Betriebsarzt, die Sozialberatung, die Fachkraft für Arbeitssicherheit, oder ein 'Helferteam' bestehend aus verschiedenen innerbetrieblichen Ansprechpartnern" (Wiessmann 2016, S. 93) sein.

Krankenkassen, Beratungsstellen oder Fachärzte können außerdem Anlaufstellen sein (vgl. ebd.). Externe Experten gehören überwiegend zu Beratungsinstituten. Die in den USA bereits weit verbreiteten Employee Assistance Programs (EAP) nehmen derzeit auch in Deutschland zu. EAP sind Programme zur Beratung der Mitarbeiter durch externe Unternehmen. Diese sind spezialisiert auf gesundheitsspezifische Angebote. Angebot, Umfang und Qualität können dabei stark abhängig vom jeweiligen Anbieter sein (vgl.Ebing 2014, 3 f.).

Wesentliche Unterschiede ergeben sich vor allem aus der jeweiligen Nähe bzw. Distanz der Beratung zum Unternehmen. Welcher Einfluss sich daraus ergibt, hängt von vielen verschiedenen Faktoren ab und kann hier nicht pauschal benannt werden.

Durch die Nähe der internen Beratung kann es zu Beginn des Beratungsprozesses höhere Vertrautheit geben, leichtere Kontaktaufnahme und weniger Anonymität. Unternehmensprozesse, -Abläufe, - Rituale, - Umgangsweisen sind bereits bekannt. Durch die Nähe kann jedoch auch eine Abhängigkeit zum Unternehmen oder Vorgesetzten bestehen.

Vor- oder Nachteile der externen Beratung könnten demnach sein: Distanz, längere Anlaufphase im Erstkontakt, Anonymität, Objektivität (Blick von außen), Unternehmensprozesse, -Abläufe, - Rituale, - Umgangsweisen werden anders bewertet und es kann mehr Neutralität seitens der Berater, vorhanden sein.

Je nach Unternehmensgröße oder Größe des Beratungsinstituts können sich die Angebote stark voneinander unterscheiden. Vor allem in Bezug auf die Digitalisierung ist davon auszugehen, dass größere Institute über moderne Kommunikationsmittel verfügen wie beispielsweise Webinare, Online-Beratung, etc. Dies ist aber nicht vom Faktor extern oder intern abhängig.

Ob nun diese betrieblichen Maßnahmen intern abgedeckt werden oder ein externes Beratungsinstitut genutzt wird, hängt häufig von der Größe des Unternehmens, der Branche und den finanziellen und personellen Ressourcen ab.

Es könnten noch viele Unterschiede zwischen externer und interner Beratung aufgezählt werden. Welche Vor- und Nachteile bzw. Stärken und Schwächen, diese im Vergleich miteinander haben, soll im Verlauf dieser Arbeit geklärt werden (vgl.Kals 2006, 19 ff., Wiessmann 2016, S.42 ff., Schütz et al. 2005, S. 353 ff.).

4.2.5 Einfluss betrieblicher Beratung

Durch die Implementierung von Beratungsangeboten bezogen auf die psychische Gesundheit, ergibt sich bereits eine offene Kommunikation bezüglich der Thematik. Unternehmen setzen ein Signal für die Mitarbeiter, indem sie die Wichtigkeit dieses Themas anerkennen und kommunizieren.

Tabuisierung ist nach wie vor ein großes Problem im Zusammenhang mit psychischen Erkrankungen. „Noch heute werden psychische Erkrankungen vielerorts tabuisiert. In Teilen der Bevölkerung lösen sie Verunsicherung und Ängste aus. Dementsprechend empfinden sich Betroffene als stigmatisiert und ausgegrenzt. Ein solchermaßen von Angst und Tabuisierung geprägtes soziales Klima im Umgang mit psychischen Erkrankungen steht der Nutzung präventiver Potenziale entgegen. In diesem Sinne sind Prävention und Gesundheitsförderung eng mit dem Problem der Stigmatisierung psychischer Erkrankungen verknüpft" (Bundesministerium für Gesundheit 2015b).

Eine Unternehmenskultur, die es dem Betroffenen möglich macht, offen und transparent mit dem gesundheitlichen Zustand umzugehen, wirkt sich nachweislich positiv auf den Genesungserfolg aus. Außerdem beugt dieser transparente Umgang Konflikten vor (vgl.Fischer et al. 2015, 48 ff.).

Positive Effekte betrieblicher Programme äußern sich in so genannten harten und weichen Kennzahlen. Zu ersteren gehören Daten zum Krankenstand, Fluktuation oder Arbeitsunfallraten. Diese gelten als objektive Messgrößen.

Als weiche Kennzahlen gelten subjektive Einschätzungen der Mitarbeiter. Anhand dieser kann beispielsweise die Arbeitsmotivation, Produktivität oder Unternehmensbindung gemessen werden. Eine geringe Fluktuation spricht für eine gute Mitarbeiterbindung (commitment). Das ist in Zeiten des Fachkräftemangels eines der zentralen Ziele für Unternehmen. Genauso werden die Höhe der Krankheitstage als Indikator gewertet (vgl.Walle 2018, o. S.).

„In Studien konnte gezeigt werden, dass Unterstützung mit einer Erhöhung der Arbeitszufriedenheit einhergeht. Gereiztheit, arbeitsbezogene Angst, psychosomatische Beschwerden und Burnout kommen bei Mitarbeitern mit hoher sozialer Unterstützung seltener vor; sie haben auch ein höheres Selbstwertgefühl und höhere Werte bei der Lebenszufriedenheit. Schlechte soziale Unterstützung bei der Arbeit führt zu erhöhten Fehlzeiten und auch dazu, dass Mitarbeiter einen anderen Arbeitsplatz suchen (Fluktuation)" (BAuA 2002, S. 10).

Unter sozialer Unterstützung ist ein wertschätzendes, kollegiales, mitfühlendes und verständnisvolles Arbeitsklima gemeint. Herrschen im Unternehmen eine gute Zusammenarbeit, Kommunikation und Wertschätzung, wirkt sich dies nachweislich positiv auf die Gesundheit der Mitarbeiter aus.

Die genannten Effekte und Kennzahlen dienen einem kleinen Überblick. Es gibt eine Vielzahl an Möglichkeiten und Indikatoren, die Wirksamkeit der betrieblichen Beratung zu messen.

Harte Kennzahlen lassen sich im Verlauf gut vergleichen und somit stellen sie einen messbaren Erfolgsfaktor dar. Weiche Kennzahlen zu erheben, gelingt vor allem über Mitarbeiterbefragungen. Der Vergleich dieser beiden Messgrößen zum Schluss ermittelt den Erfolg der Maßnahmen.

Die Wirksamkeit betrieblicher Angebote zur psychischen Gesundheit zahlt sich aus. Laut der deutschen gesetzlichen Unfallversicherung zahlt sich „jeder Euro, den ein Unternehmen in betriebliche Präventionsarbeit investiert, (…) in einem ökonomischen Erfolgspotenzial von 2,20 Euro aus" (PsyGA 2016, S. 15).

5 Empirischer Teil

Im empirischen Teil dieser Masterarbeit wird die Vorgehensweise dargelegt. Anhand des Forschungsdesgins wird ein Einblick in den Forschungsprozess und die Entstehung der Ergebnisse geben. Es handelt sich hierbei um eine quantitative Erhebung.

5.1 Methodologische Position

Bei der vorliegenden Studie handelt es sich um eine bundesweite Online-Befragung mit nichtexperimentellem Design von erwachsenen Menschen mit psychischer Erkrankung. Diese weist das Forschungsdesign einer Querschnittsstudie auf, da es sich um eine geschlossene Erhebungsphase von sechs Wochen handelt.

Die methodologische Position dieser empirischen Arbeit ist der, der Datenerhebungsmethode der schriftlichen Befragung zu zuordnen.

5.2 Ziel der Untersuchung

Das Ziel dieser Arbeit ist, wie bereits mehrfach erwähnt, herauszufinden, inwieweit sich externe und interne betriebliche Beratung zum Thema psychische Gesundheit in Unternehmen voneinander unterscheiden. Forschungsfrage, Haupthypothese und dazugehörige fünf Unterhypothesen werden nachfolgend beschrieben.

5.2.1 Forschungsfrage

Es soll herausgefunden werden, welche Stärken und Schwächen betriebliche Beratung hat und wie sich diese Unterschiede auf die Wirksamkeit dieser auswirken.

Konkret soll auf folgende Forschungsfrage eine Antwort gegeben werden: „Was sind Stärken und Schwächen einer externen betrieblichen Beratung zum Thema psychische Gesundheit im Unternehmen im Gegensatz zu einer internen betrieblichen Beratung?"

5.2.2 Hypothesen

Wie bereits in Kapitel 4.2 ausgeführt, gibt es verschiedene Kennzahlen, anhand derer sich der Einfluss betrieblicher Beratung auf die psychische Gesundheit messen lässt. Aufgrund dieser wurden fünf Dimensionen (Arbeitsmotivation, Fehlzeiten, Bindung, Einfluss, soziale Unterstützung) definiert, die als Messindikatoren für den Effekt der betrieblichen Beratung in Unternehmen fungieren.

Haupthypothese:

Eine externe betriebliche Beratung hat einen anderen Effekt auf psychisch erkrankte Mitarbeiter als eine interne betriebliche Beratung.

Unterhypothese 1 (Arbeitsmotivation):

Psychisch erkrankte Mitarbeiter mit externer betrieblicher Beratung haben eine andere Motivation und Leistungsfähigkeit während einer psychischen Erkrankung als die mit einer internen betrieblichen Beratung.

Unterhypothese 2 (Fehlzeiten):

Psychisch erkrankte Mitarbeiter mit externer betrieblicher Beratung haben andere Fehlzeiten während einer psychischen Erkrankung als die mit einer internen betrieblichen Beratung.

Unterhypothese 3 (Bindung):

Psychisch erkrankte Mitarbeiter mit externer betrieblicher Beratung sind anders an ihr Unternehmen gebunden während und nach einer psychischen Erkrankung als die mit einer internen betrieblichen Beratung.

Unterhypothese 4 (Einfluss):

Der Einfluss des Unternehmens auf den psychisch erkrankten Mitarbeiter mit externer betrieblicher Beratung unterscheidet sich von dem Einfluss auf den Mitarbeiter mit einer internen betrieblichen Beratung.

Unterhypothese 5 (Soziale Unterstützung):

Der Grad der sozialen Unterstützung der psychisch erkrankten Mitarbeiter mit externer betrieblicher Beratung unterscheidet sich von dem Grad der sozialen Unterstützung der Mitarbeiter mit einer internen betrieblichen Beratung.

5.3 Zielgruppe

Die Zielgruppe der Online-Befragung sind Arbeitnehmer (aller Branchen) mit diagnostizierter psychischer Erkrankung.

Sie müssen folgende Voraussetzungen erfüllen:

- Eine allgemeinärztliche oder psychiatrische Diagnose einer psychischen Erkrankung muss vorhanden sein.

- Zum Zeitpunkt der psychischen Erkrankung müssen sie sich in einem Arbeitsverhältnis befunden haben.
- Die Diagnosestellung muss mehr als 6 Monate zurückliegen.

5.4 Erhebungsinstrument

Bei der Erhebungsmethode handelt es sich um eine Online-Befragung mit einem Fragebogen mit insgesamt 48 Items. Sechs Filter bestimmen, wie viele dieser Items der Befragte letztendlich angezeigt bekommt.

Für die Befragung wurde die kostenpflichtige webbasierte Umfragesoftware Unipark verwendet.

„Viele verschiedene Fragetypen und umfangreiche Layoutfunktionen" (UNIPARK & QuestBack 2018c) stehen für die Fragebogenerstellung zur Verfügung. Es besteht außerdem die Option, eigene Fragetypen zu programmieren und Filter sowie Loops für einen dynamischen Verlauf einzusetzen.

Ein weiteres Feature ist, dass alle Daten „in einem BSI-zertifizierten Rechenzentrum in Deutschland gehostet" werden und „die besonders hohen Datenschutz- und Sicherheitsanforderungen nach ISO 27001" (UNIPARK & QuestBack 2018a) erfüllt werden. Dies ist besonders im Umgang mit hochsensiblen Datensätzen wie denen dieser Befragung nötig.

Als hochsensible Daten gelten laut Art. 9 – EU-DSGVO unter anderem Gesundheitsdaten einer natürlichen Person. Dazu zählen auch die Daten dieser Befragung zur psychischen Gesundheit. (Anhang A DGSVO-Konzept) Mit dem Responsive Layout der Software ist es möglich, den Fragebogen auf allen HTML-fähigen Endgeräten wie Smartphone, iPad etc. anzeigen zu lassen.

Responsive Layout bedeutet, dass das Layout in der Lage ist, sich an die verschiedenen Endgeräte anzupassen, sodass eine einheitliche Anzeige des Fragebogens gewährleistet ist.

Responsive Layout reduziert die Abbruchquote auf Mobilgeräten und erleichtert den Zugang und die Handhabung des Fragebogens (vgl.UNIPARK & QuestBack 2018b). „Eine Ausgabe des Fragebogens auf dem Desktop ist selbstverständlich ebenfalls möglich. Das Layout passt sich jeweils automatisch an die Möglichkeiten des Ausgabegerätes an, wodurch eine optimale Darstellung ermöglicht wird" (UNIPARK & QuestBack 2018b).

Diese Befragungsart wurde eingesetzt, da eines der wichtigsten Kriterien der Datenerhebung in diesem Fall die Gewährleistung der Anonymität der Teilnehmer ist. Da die Zielgruppe Auskunft über ein sensibles und nach wie vor tabuisiertes Thema geben soll, ist die Bereitschaft, teilzunehmen und wahrheitsgemäße Antworten zu erhalten, umso höher, je höher die Anonymität ist (vgl. Kap. 5.4.2).

Ein weiterer Grund ist die gute Erreichbarkeit der Teilnehmer: eine hohe geo- und demographische Reichweite und geringe Kosten.

Zudem ist im Vergleich zu Interview, telefonischen oder postalischen Befragungen kein zusätzliches Personal nötig. Insgesamt bedeutet dies einen geringeren Organisationsaufwand (vgl.Porst 2011, S. 123).

5.4.1 Frage- und Antworttypen

Es gibt drei Formen von Fragen, „geschlossene, halboffene und offene Fragen" (Porst 2011, S. 51).

Der Fragebogen enthält alle dieser Frage-Items. Die Mehrheit der verwendeten Fragen des Fragebogens sind geschlossenen Fragen. Der Vorteil der geschlossenen Frage ist, dass die Datenauswertung vollständig automatisiert stattfinden kann.

Dieser Fragetyp kennzeichnet sich durch seine „begrenzte Zahl an Antwortmöglichkeiten" (Petersen 2014, S. 100), die vorgegeben sind. Es gibt die Möglichkeit, bei den vorgegebenen Antwortkategorien zwischen Einfachnennungen und Mehrfachnennungen zu differenzieren.

Die Möglichkeit, individuelle oder umfangreiche Antworten der Teilnehmer zu erhalten, ist jedoch nicht gegeben. Dadurch kann es zu der Situation kommen, dass der Teilnehmer sich in keiner Antwortkategorie wiederfindet, „mit den möglichen Konsequenzen item nonresponse (Nicht- Beantwortung der Frage), bewusste Falschangabe, oder man sagt halt irgendwas (sic!)" (Porst 2011, S. 53).

Um diesen Konsequenzen sowie einer hohen non-response-Quote (Kap. 5.4.2) und somit nicht verwertbaren Datensätzen entgegenzuwirken, werden halboffene Fragen (Hybridfragen) verwendet. Bei diesem Fragetyp werden geschlossene und offene Fragen miteinander kombiniert.

Es wird bewusst darauf geachtet, dies nur in zwei Fällen anzuwenden: erstens in denen, bei denen es theoretisch noch viele weitere Antwortmöglichkeiten gibt, diese aufzuzählen aber den Fragebogen übersteigen würde; zweitens an Stellen, bei denen es von hoher Relevanz ist, dass der Teilnehmer, sollte er sich in keiner Antwortkategorie wiederfinden, eine individuelle Antwort geben kann.

Dies geschieht im Sinne der Motivationssteigerung, ohne diese Vorgehensweise „könnte da bei dem Ein oder der Anderen, welche/r sich nicht einordnen kann, das Gefühl entstehen, 'da irgendwie nicht reinzupassen', ein Gefühl das sich durchaus negativ auf die Bereitschaft zur Mitarbeit (...) auswirken kann" (Porst 2011, S. 57).

Bei offenen Fragen gibt es keine vorgegebenen Antwortkategorien. Die Befragungsperson wird gebeten, in Bezug auf die Fragestellung eine individuelle Antwort zu formulieren.

Der Vorteil ist, dass der Teilnehmer hier die Möglichkeit hat, sehr persönlich und authentisch zu antworten und somit Meinungen, Tatsachen oder ähnliches in Erfahrung gebracht werden können, die ansonsten nicht thematisiert werden könnten (vgl.Porst 2011, S. 54). Als Nachteil sieht Porst, „dass die Ergebnisse stark von der Verbalisierungsfähigkeit der Befragungsperson abhängen" (ebd.).

Sowohl der halboffene sowie der offene Fragetyp führen zu einem erhöhten Arbeitsaufwand bei der Datenauswertung, da diese nicht standardisiert erfolgen kann.

In dieser Befragung kommen außerdem Skalen zum Einsatz. Skala bezeichnet das dem Messvorgang von Antworten zugrundeliegende Bezugssystem. Es werden verschiedene Skalenniveaus unterschieden: Nominal, Ordinal, Intervall und Ratio.

Die in dieser Arbeit angewandten Skalen sind die Nominalskala (Bsp. Item 1,10) und Intervallskala (Bsp. Item 10,16). In Kapitel 5.7 wird auf ihre Anwendung noch vertiefend eingegangen (vgl. Porst 2011, S.75 f.).

Grundsätzlich sollten bei der Formulierung der Fragen einige Regeln eingehalten werden. Das Sprachniveau sollte an die Zielgruppe angepasst sein, Fragen müssen kurz und verständlich formuliert werden. Doppelte Verneinungen und hypothetische Fragestellungen sollten vermieden werden.

5.4.2 Negative Antworttendenzen

Die Ergebnisse einer Befragung können durch verschiedene Faktoren immer auch verfälscht werden. Dies muss bei der Fragebogenkonstruktion berücksichtigt werden (vgl.Raab-Steiner und Benesch 2018, S. 64).

„Dies gilt nicht nur für klassische psychologische Verfahren, sondern auch für die Erfassung von Meinungen, Einstellungen und Positionen zu Themen und

Sachverhalten" (Raab-Steiner und Benesch 2018, S. 64). Um wahrheitsgemäße und valide Antworten zu erhalten, müssen die verschiedenen Antworttendenzen, die zu einer Verzerrung führen können und im Zusammenhang mit dieser Studie relevant sind, berücksichtigt werden.

Im Folgenden werden diese beschrieben:

Kognitive und affektive Ausstrahlungseffekte

Kognitive (inhaltlich) oder affektive (emotional) Ausstrahlungseffekte betreffen die Reihenfolge der Fragen. „Hier hat man in zahlreichen Untersuchungen Ausstrahlungseffekte von einer Frage auf die nächste nachgewiesen. Durch die unmittelbar hintereinandergeschalteten Fragen produziert der Befragte eine affektive Verknüpfung von zwei Sachverhalten, die eigentlich nichts miteinander zu tun haben" (Brosius et al. 2016, S. 91).

In diesem Zusammenhang besonders relevant sind neben diesen inhaltlichen Ausstrahlungseffekten die emotionalen. Diese können laut Brosius et al. besonders „bei sozial brisanten und emotional aufgeladenen Themen entstehen, fragt man etwa danach, ob ein Befragter von den teilweise katastrophalen Lebensbedingungen von Menschen in Entwicklungsländern weiß, und fragt direkt im Anschluss, wie groß seine generelle Spendenbereitschaft ist, erhält man sicher positivere Ergebnisse als ohne vorgeschaltete Frage" (2016, S.91).

Die Befragung zum Thema psychische Gesundheit geht einher mit vielen Fragen zum subjektiven Empfinden bezogen auf die Erlebniswelt und individuelle Erfahrung der Teilnehmer. Bei der Fragebogenkonstruktion ist deshalb besonders darauf zu achten, diese Ausstrahlungseffekte zu berücksichtigen, um valide Ergebnisse zu erhalten.

Es gibt in dieser Befragung jedoch auch Fragenkonstruktionen, bei denen genau dieser emotionale Vergleich angestrebt wurde (Anhang D- Übersicht Fragebogenkonstruktion, vgl. Item 20-23, 25,26, 36 und 37), um einen direkten Vergleich zwischen zwei Sachverhalten zu erzeugen (vgl. Kap. 5.7).

Konsistenz- und Kontrasteffekte

Konsistenzeffekt bedeutet, dass der Befragte, obwohl er zu einem Thema eine widersprüchliche Meinung hat, eine einheitliche und angepasste Antwort gibt.

„Das hat zur Folge, dass bei Fragen zu einer Dimension – etwa zur politischen Einstellung – Pseudo-Meinungen produziert werden, die nicht der wahren Auffassung des Befragten entsprechen" (Brosius et al. 2016, S. 92).

Der Kontrasteffekt tritt ein, wenn dem Befragten durch die Fragestellung oder -Abfolge suggeriert wird, ein gegensätzliches Antwortverhalten zu haben.

„Wenn man Personen fragt, ob es ihnen heute gut geht und wie das vor einem Jahr war, kann diese Formulierung dem Befragten (fälschlicherweise) suggerieren, dass er die erste Frage anders beantworten soll als die zweite" (Brosius et al. 2016, S. 92).

Um diesen Effekt zu vermeiden, müsste man die Fragenabfolge verändern, also diese beiden Fragen getrennt voneinander stellen.

Der Fragebogen dieser Arbeit enthält einige Fragen, die den aktuellen Zustand mit einem früheren vergleichen. Es muss also darauf geachtet werden, in welcher Abfolge diese gestellt werden, um vor allem den Kontrasteffekt zu vermeiden.

Beide Effekte entstehen hauptsächlich bei einem Interview, können aber auch im Einzelfall bei einer schriftlichen Befragung durch die Formulierungen und Anordnung der Fragen entstehen. Es ist daher darauf zu achten, dass Fragen neutral und wertfrei gestellt werden und die Abfolge in der Fragebogenkonstruktion beachtet wird (vgl.Brosius et al. 2016, S. 92).

Im Fragebogen dieser Arbeit wurde dies beispielsweise bei Fragen zum damaligen und aktuellen Status der Erwerbstätigkeit und dem Stellenumfang berücksichtigt. Diese wurden zu Beginn und zum Ende der Befragung getrennt gestellt, um dies zu verhindern.

Soziale Erwünschtheit

Unter sozialer Erwünschtheit „versteht man die Tendenz der Versuchsperson, die Items eines Fragebogens in jene Richtung zu beantworten, die ihrer Meinung nach den sozialen Normen entspricht" (Raab-Steiner und Benesch 2018, S. 65).

"Laut Wörterbuch der Soziologie wird soziale Erwünschtheit auch als ‚Ja-Sager-Effekt' bezeichnet. Gemeint ist die Tendenz, bei einer Befragung vermeintlich sozial vernünftige Antworten zu geben, vor allem bei tabuisierten Themenbereichen wie politischem Radikalismus oder Suchtverhalten.

Dieses Verhalten tritt vermehrt bei Personen mit schwachem Selbstbewusstsein auf, dieser Effekt kann auch durch die Anwesenheit ‚Dritter' verstärkt werden" (Stangl 2018b; zitiert nach Hillmann 1994, S.800).

Das Befragen zur psychischen Gesundheit, deren Folgen, Effekten und dem persönlichen Empfinden, kann soziale Erwünschtheit hervorrufen. Die Anonymität der

Befragung und die direkte Ansprache der Teilnehmer im Willkommenstext, sollen dies verhindern. Der Teilnehmer wird bestärkt, dass seine Meinung und individuelle Erfahrung wichtig sind. Durch die Anonymität gerät dieser weniger unter sozialen Druck, Antworten zu geben, die aus seiner Sicht richtig oder erwünscht sind.

Wie bereits in Kapitel 5.4 erwähnt, liegt nicht nur durch die ab Mai 2018 geltende Europäische Datenschutzgrundverordnung, sondern auch durch die Thematik und Zielgruppe an sich ein besonderes Augenmerk auf der Verarbeitung der Daten. Es wurde daher ein Datenschutzkonzept (Anhang A- DGSVO- Konzept) entwickelt, das Umfang, Rechtsgrundlage, Verarbeitung besonderer Kategorien und Zweck der zu verarbeitenden Daten detailliert definiert.

Des Weiteren werden auch Datenlöschung, Speicherung und Widerrufsmöglichkeiten erläutert. Basierend auf diesem Konzept wurde eine DSGVO-Einverständniserklärung (Anhang B- DGSVO- Einwilligungserklärung) erstellt. Diese wird als erste Seite des Fragebogens angezeigt und der Teilnehmer muss durch Markieren eines Kästchens der Verarbeitung seiner Daten zustimmen.

Primacy-/Recency-Effekt

„Unter Primacy- bzw. Recency-Effekten versteht man die Tendenz einer selektiven Erinnerung von Vorgaben am Anfang bzw. am Ende einer Antwortliste" (Brosius et al. 2016, S. 94). Er kann eintreten, wenn die Befragten wenig Motivation bzw. Interesse an der Befragung haben oder bereits ermüdet sind durch zu viele Fragen.

Bei längeren Auflistungen tritt die Wahrscheinlichkeit ein, dass der Befragte immer die erste oder letzte Antwortmöglichkeit wählt. Dem kann durch abwechslungsreiche, motivierende oder einfache Fragestellungen entgegengewirkt werden (vgl.Brosius et al. 2016, 94 f.).

Dieser Effekt wird der Vollständigkeit halber hier erwähnt, trifft jedoch auf den Online-Fragebogen dieser Befragung nicht zu, da dieser keine Auflistungen, bei denen er eintreten könnte, enthält.

Non-Opinions/Non-Response

Viele Befragte sind der Ansicht, sie müssten zu jedem Thema eine Meinung haben bzw. eine Antwort geben können. Dies trifft auch zu, wenn sie eine Frage inhaltlich nicht verstehen oder nicht über ausreichend Wissen zu einem Thema verfügen. Sie antworten dann trotzdem und verfälschen somit die Ergebnisse einer Befragung.

Dies kann umgangen werden, indem nur eine bestimmte Zielgruppe an einer Befragung teilnimmt oder Fragen entweder übersprungen werden können oder durch Filter und Loops nur eine Selektion von Teilnehmern zu bestimmten Fragen Zugang erhält (vgl. Brosius et al. 2016, S. 93).

In der Befragung dieser Arbeit wurde hierauf ein besonderes Augenmerk gelegt. Zu Beginn der Befragung findet eine Selektion der Befragten statt (Kap. 5.3).

Außerdem werden die Befragten durch Filterfragen durch den Fragebogen geführt und erhalten ausschließlich Zugang zu bestimmten Themenbereichen, bei denen davon ausgegangen werden kann, dass sie über Wissen und eine Meinung zu diesem verfügen.

Neben den Antwortverzerrungen beeinflussen auch Antwortausfälle (non-response) die Ergebnisse einer Befragung. Es wird zwischen zwei Formen von Antwortausfällen unterschieden: Unit non-response (vollständiger Ausfall) und Item non-response (partieller Ausfall). Ein Antwortausfall kann auf folgende Gründe zurückzuführen sein: Nicht-Erreichbarkeit der Zielgruppe, absichtliche Verweigerung der Teilnahme, fehlende technische Voraussetzungen oder mangelnde (Online-)Kompetenz (vgl. Theobald et al. 2001, S. 84).

5.5 Layout

Laut Porst verstehen wir „unter Layout des Fragebogens (…) alle Aspekte, die seine formale und äußere Gestaltung betreffen, sein Aussehen sozusagen" (2011, S. 165). Der Fragebogen sollte klar und übersichtlich gestaltet sein.

Es sollten nicht zu viele Fragen auf einer Seite stehen und Antwortmöglichkeiten klar gegliedert werden.

Die äußerliche Gestaltung ist mit verantwortlich für die Motivation der Befragungsperson. Daher sind Wahl der Schriftart und -Größe, Farbe, Abstände und ähnliches bedeutende Punkte bei der Gestaltung.

Bei dem Fragebogen dieser Arbeit wurde ein schlichtes, klassisches Layout gewählt. Es wurden neutrale und in Studien mit „Förmlichkeit und Verschwiegenheit" assoziierte Farben gewählt. Die Frage- und Antworttexte sind einheitlich in anthrazit gehalten. Die Auswahlfelder werden, wenn mit dem Mauszeiger erfasst, in einem hellen Blau angezeigt, bei der finalen Auswahl des Feldes sind sie dunkelblau markiert.

Um die Antwortmöglichkeiten übersichtlich zu gestalten, sind diese unterschiedlich untermalt. Das Layout ist insgesamt übersichtlich und strukturiert gestaltet (Abb. 4).

Empirischer Teil

Wie bewerten Sie die damals in Anspruch genommenen Angebote?				
Markieren Sie bitte die zutreffenden Kästchen.	Sehr hilfreich	Hilfreich	Weniger hilfreich	Überhaupt nicht hilfreich
Externes Beratungsinstitut	☐	■	☐	☐
Externe Workshops	■	☐	☐	☐
Externe Seminare	☐	☐	☐	☐
Externe Präventionsangebote	☐	■	☐	■
Gespräch mit externem Berater oder Coach	☐	☐	☐	☐
Andere externe Angebote:	☐	☐	☐	☐
Interne Workshops	☐	☐	☐	☐
Interne Seminare	☐	☐	☐	☐
Interne Präventionsangebote	☐	☐	☐	☐
Gespräch mit internem Berater oder Coach	☐	☐	☐	☐
Gespräch mit Führungskraft	☐	☐	☐	☐
Andere interne Angebote:	☐	☐	☐	☐

Abbildung 4: Online-Fragebogen zur psychischen Gesundheit in Unternehmen, Layout (eigene Darstellung 2018)

Bei nicht Beantwortung einer Frage, erscheint entweder ein Hinweistext in Rot (Abb. 5), um den Teilnehmer darauf hinzuweisen, dass die Beantwortung erfolgen muss, oder in Gelb (Abb. 6), um darauf hinzuweisen, dass die Frage zwar übersprungen werden kann, die Beantwortung jedoch wichtig wäre.

> **Hinweis:** Eine oder mehrere Fragen sind für den weiteren Verlauf des Fragebogens wichtig.
>
> **Bitte füllen Sie daher folgende Fragen aus:**
>
> Waren Ihnen das Konzept und die vorhandenen Angebote zum Thema psychische Gesundheit Ihres damaligen Arbeitgebers bekannt?   BEANTWORTEN
>
> **Waren Ihnen das Konzept und die vorhandenen Angebote zum Thema psychische Gesundheit Ihres damaligen Arbeitgebers bekannt?**
>
> Ein Konzept kann ein betriebliches Gesundheitsmanagement, regelmäßige Arbeitskreise oder Ähnliches sein. Unter Angebot wird hier jegliche Maßnahme, die sich mit der psychischen Gesundheit befasst, verstanden, z. B. Seminare, Gesundheitstage oder Ähnliches.
>
> Ja   Nein
> ○   ○

Abbildung 5: Online-Fragebogen zur psychischen Gesundheit in Unternehmen, Layout (eigene Darstellung 2018)

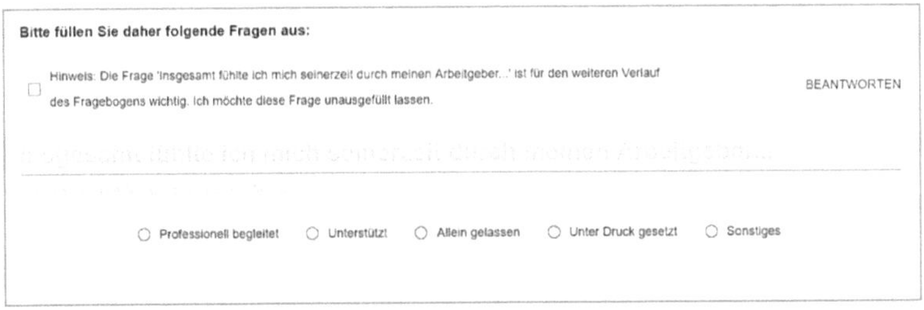

Abbildung 6: Online-Fragebogen zur psychischen Gesundheit in Unternehmen, Layout (eigene Darstellung, 2018)

Insgesamt ist das Layout aufgrund der Vorlagen der webbasierten Software Unipark auf einem sehr professionellen Niveau, was für die Gewinnung von Teilnehmern entscheidend ist. Es vermittelt ihnen, dass es sich um eine professionelle und damit auch ernstzunehmende Befragung handelt. Dadurch erhöhen sich Bereitschaft und Motivation zur Teilnahme.

5.6 Hinweise zum Ausfüllen

Dies sind Anweisungen, die es dem Befragten erleichtern sollen, Fragen korrekt, zügig und ohne längeres Nachdenken über die Vorgehensweise zu beantworten.

Die Befragungsperson soll sich auf die inhaltliche Auseinandersetzung mit der Frage konzentrieren können, ohne sich über die technische Ausführung Gedanken machen zu müssen (vgl.Porst 2011, S. 45).

Art und Umfang der Hinweise richtet sich nach dem Fragetyp und der Antwortkategorie.

Wie die Beispiele in Abbildung 7 und 8 zeigen, benötigen manche Fragen eine umfangreichere Erklärung als andere.

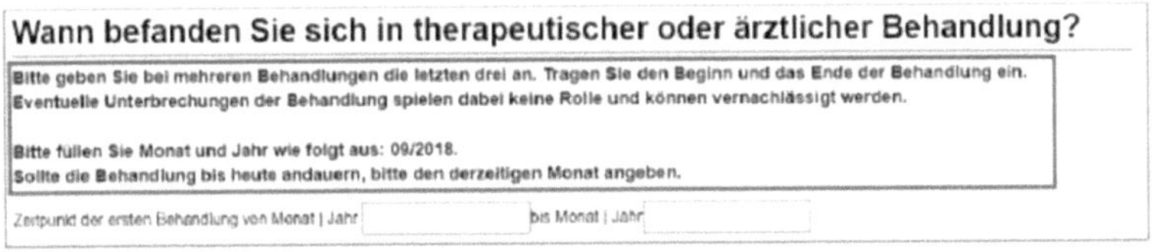

Abbildung 7: Online-Fragebogen zur psychischen Gesundheit in Unternehmen, Hinweise zum Ausfüllen (eigene Darstellung 2018)

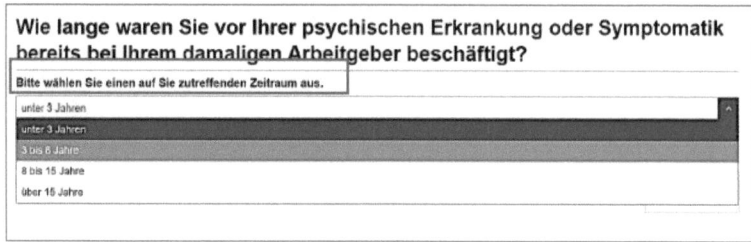

Abbildung 8: Online-Fragebogen zur psychischen Gesundheit in Unternehmen, Hinweise zum Ausfüllen (eigene Darstellung 2018)

Bei nachfolgendem Beispiel (Abb. 9) kommt ein relativ selten genutztes Instrument des „linked slider" zum Einsatz. Um zu vermeiden, dass Teilnehmer mit der Handhabung überfordert sind, wird dies erläutert. Hinzu kommt außerdem, dass dieser auf dem iPhone anders funktioniert als auf anderen Endgeräten.

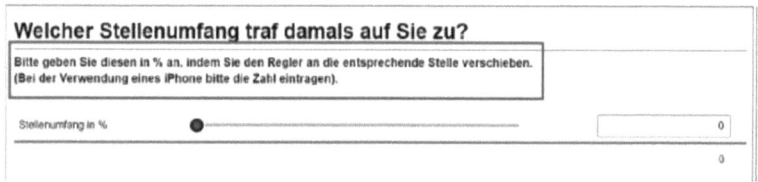

Abbildung 9: Online-Fragebogen zur psychischen Gesundheit in Unternehmen, Hinweise zum Ausfüllen (eigene Darstellung 2018)

Zusammengefasst dienen die „Hinweise zum Ausfüllen des Fragebogens (...) dazu, den Befragungspersonen ihre Aufgabe zu verdeutlichen" (Porst 2011, S. 45).

Dabei ist von Bedeutung, dass alle Anforderungen an die Teilnehmer verständlich und übersichtlich erläutert werden. Es muss für den Teilnehmer klar erkennbar sein, was von ihm erwartet wird: bei standardisierten Fragen, ob Einfach- oder Mehrfachnennungen erwünscht sind, wie die Beantwortung von nummerischen oder offenen Fragen erfolgt, sowie die Handhabung von Skalenfragen.

Es sollte berücksichtigt werden, dass die Befragungsperson eventuell über wenig Erfahrung und Wissen bezüglich einer Befragung verfügt.

Ein weiterer zentraler Punkt ist die einheitliche Gestaltung des Layouts und der Formulierungen. Die Ausfüllhinweise sollten immer wieder bei gleicher Anforderung auch die gleiche Formulierung und Darstellung haben. Dies erleichtert dem Teilnehmer die Wiedererkennung und erspart ihm Zeit (vgl. Porst 2011, S. 45).

5.7 Aufbau und Inhalt des Online-Fragebogens

Im Folgenden werden Aufbau und Inhalt des Fragebogens beschrieben. Es wird Bezug auf angewandte Fragen und Beispiele der Inhalte gegeben. Die Reihenfolge entspricht nicht der tatsächlichen des Fragebogens, und es wird nicht auf alle Fragen Bezug genommen. Der Vollständigkeit halber befindet sich daher der komplette Fragenkatalog in Anhang D (Übersicht Fragebogenkonstruktion) und E (Online- Fragebogen Original Version).

Die Gestaltung der Willkommensseite ist laut Porst (2011, S. 14) von zentraler Bedeutung. Sie entscheidet darüber, ob der Teilnehmer sich angesprochen fühlt und motiviert wird, seine Zeit zu investieren.

Der Teilnehmer soll erste Informationen über Inhalt und Zweck der Befragung erhalten. Außerdem sind Auskünfte über Dauer der Befragung und durchführendes Institut oder Forscher unerlässlich, um die Verantwortlichkeit zu klären (Abb. 10).

Nach der Theorie des „Erwartungs-mal-Wert-Modell" der Psychologie „lässt sich die Motivationsstärke zum Ausfüllen eines Fragebogens danach bemessen, welche Bedeutung die befragte Person beim Ausfüllen der Verwendung der Befragungsergebnisse zumisst (Wert), welche Kosten bzw. welcher Aufwand für sie durch die Befragung entsteht und ob sie die subjektive Einschätzung hat, dass mit dem Ausfüllen ein bestimmtes Ziel erreicht werden kann (Erwartung) (Hollenberg 2016, S. 1ff).

Laut diesem Modell müssen sowohl der „Wert" wie auch die „Erwartung" für den Teilnehmer erkennbar sein, um seine Motivation, an der Befragung teilzunehmen, zu wecken (vgl. Hollenberg 2016, S. 1ff.).

> Sehr geehrte TeilnehmerInnen,
>
> vielen Dank für Ihr Interesse an dieser Befragung. Ich beschäftige mich im Rahmen meiner Masterthesis der Ev. Hochschule Freiburg im Studiengang Sozialmanagement mit dem Umgang von Unternehmen mit psychisch erkrankten Mitarbeitern.
> Diese Befragung richtet sich an Teilnehmer, die schon einmal psychisch erkrankt sind.
> Wichtig ist es, dass Sie in Behandlung bei einem Therapeuten oder Arzt sind oder waren und Sie sich zur Zeit der Erkrankung in einem Arbeitsverhältnis befanden (auch wenn Sie krankgeschrieben waren).
> Ziel dieser Befragung ist es, mithilfe Ihrer Erfahrungen herauszufinden, welchen Einfluss Hilfsangebote und Maßnahmen von Arbeitgebern haben und wie diese optimiert werden können, um Betroffene bestmöglich zu unterstützen.
>
> Die Befragung dauert ungefähr 12 Minuten und wird absolut vertraulich behandelt.
>
> Vielen Dank für Ihre Mühe und Unterstützung bei diesem wichtigen Thema.
>
> Herzliche Grüße
> Hannah Klein

Abbildung 10: Online-Fragebogen zur psychischen Gesundheit in Unternehmen, Willkommensseite (eigene Darstellung 2018)

Der Einstiegsfrage, auch „Eisbrecher- oder Aufwärm-Frage" genannt (vgl.Porst 2011, S. 136), wird von verschiedenen Autoren eine hohe Gewichtung beigemessen.

Diese Frage soll der Auflockerung dienen und einen leichten Einstieg in die Thematik des Fragebogens ermöglichen. Oft hat sie wenig mit dem Inhalt der Befragung zu tun bzw. hat deren Beantwortung inhaltlich keine allzu hohe Relevanz. Bei der vorliegenden Befragung wurde bewusst auf eine Einstiegsfrage verzichtet und die sehr direkte und unmittelbar ins Thema einführende Frage gestellt:

„Waren oder sind Sie wegen einer psychischen Erkrankung oder Symptomatik in therapeutischer oder ärztlicher Behandlung?" Es handelt sich hierbei um einen geschlossenen Fragetyp mit den Antwort-kategorien ja oder nein. Ein zu erfüllendes Kriterium der Zielgruppe (Kap. 5.3) ist das Vorhandensein einer psychischen Diagnose.

Außerdem muss ein gewisser Grad an Introspektionsfähigkeit (Selbstbeobachtung) und Reflektionsfähigkeit bezüglich der psychischen Erkrankung seitens der Teilnehmer gegeben sein, um valide Antworten zu erhalten.

Durch diese proaktive Fragestellung und die damit einhergehende Konfrontation wird dies sichergestellt.

An dieser Stelle wird ein Filter eingesetzt, bei der Antwortauswahl „nein" endet die Befragung für die Teilnehmer. Es wird ein Text zur Erklärung des Ausscheidens und des Danks zur Teilnahme angezeigt. Wählt der Teilnehmer die Antwort „ja", wird er zur nächsten Frage weitergeleitet.

Da eine Diagnosestellung immer auch mit einer Behandlung in irgendeiner Form einhergeht, wird nach dem Zeitpunkt der therapeutischen oder ärztlichen Behandlung gefragt.

Es gibt die Möglichkeit, bis zu drei Behandlungszeiträume anzugeben (Abb. 11).

Empirischer Teil

Wann befanden Sie sich in therapeutischer oder ärztlicher Behandlung?

Bitte geben Sie bei mehreren Behandlungen die letzten drei an. Tragen Sie den Beginn und das Ende der Behandlung ein. Eventuelle Unterbrechungen der Behandlung spielen dabei keine Rolle und können vernachlässigt werden.

Bitte füllen Sie Monat und Jahr wie folgt aus: 09/2018.
Sollte die Behandlung bis heute andauern, bitte den derzeitigen Monat angeben.

Zeitpunkt der ersten Behandlung von Monat | Jahr [____] bis Monat | Jahr [____]

Zeitpunkt der zweiten Behandlung von Monat | Jahr [____] bis Monat | Jahr [____]

Zeitpunkt der dritten Behandlung von Monat | Jahr [____] bis Monat | Jahr [____]

Abbildung 11: Online-Fragebogen zur psychischen Gesundheit in Unternehmen, Item No. 2 (eigene Darstellung 2018)

Da die Zielgruppe eine sehr heterogene Gruppe darstellt, die sich durch Alter, Geschlecht, Vorerfahrung, Intellekt und sozialem Status unterscheidet, gilt es, eine für jeden verständliche Sprache zu finden. Bei der Formulierung der Fragen war daher das Vermeiden von spezifischem Fachvokabular aus Medizin und Psychologie besonders wichtig.

Denn nur, weil ein Teilnehmer eine ärztliche Diagnose erhalten hat, bedeutet dies nicht, dass er auch den korrekten ICD-10 Klassifizierungscode dafür kennt.

Item No. 3 (Abb. 12) zeigt hierfür ein Beispiel. Die Antwortkategorien wurden mit alltagsnahen Bezeichnungen ergänzt.

So wurde bei der Antwortkategorie „Depression" ergänzend Burn-Out und Erschöpfungssyndrom genannt. Allerdings stellen diese keine eigenständige Diagnose dar, sondern fallen auch unter die der Depression.

Wie lautete Ihre Diagnose?

Zutreffendes bitte auswählen. Bei Doppeldiagnosen bitte dementsprechend zwei Kästchen makieren.

☐ Angststörung (Phobien, Panikattacken, etc.) ☐ Depression (Burnout, Erschöpfungssyndrom, etc.)
☐ Somatoforme Störung (körperliche Beschwerden ohne organische Erkrankung) ☐ Zwangsstörung ☐ Posttraumatische Belastungsstörung
☐ Stoffgebundene Suchterkrankung (Drogen, Alkohol, Medikamente, etc.) ☐ Bipolare Störung (manisch-depressive Erkrankung)
☐ Psychose (Schizophrenie, Wahn) ☐ Essstörung (Bulimie, Magersucht, etc.) ☐ Sonstiges

Abbildung 12: Online-Fragebogen zur psychischen Gesundheit in Unternehmen, Item No. 3 (eigene Darstellung 2018)

Um für die Teilnahme an der Befragung alle Kriterien zu erfüllen, war das Bejahen der folgenden Frage besonders wichtig.

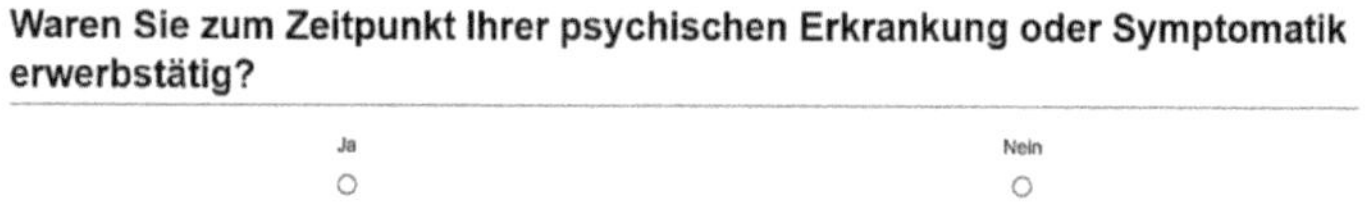

Waren Sie zum Zeitpunkt Ihrer psychischen Erkrankung oder Symptomatik erwerbstätig?

Ja Nein
O   O

Abbildung 13: Online-Fragebogen zur psychischen Gesundheit in Unternehmen, Item No.5 (eigene Darstellung, 2018)

Bei dem in Abbildung 13 dargestellten Item kam ein Filter zum Einsatz. War der Teilnehmer zum Zeitpunkt der Erkrankung nicht erwerbstätig, gelangt er zu einer Abschlussseite und es wird ein Text zur Erklärung des Ausscheidens und des Danks zur Teilnahme angezeigt (Kap.5.3).

Wie bereits in Kapitel 5.2 erwähnt, ist die Grundlage der Befragung die Anonymität der Teilnehmer. Die Abfrage demographischer Daten wurde daher auf ein geringes Maß beschränkt. Des Weiteren wurde sie, anders als wie üblich an den Anfang, ans Ende der Befragung gestellt. Die demographischen Daten sind nicht von Relevanz für die Beantwortung der Forschungsfrage, und der Schwerpunkt des Fragebogens liegt auf den anderen Themenbereichen. Es wurden Daten zum Geschlecht und ungefährem Alter abgefragt. Letzteres wurde unterteilt in drei Antwortkategorien: unter 30, 31–49 und über 50 Jahre alt.

Lediglich die Frage zur Erwerbstätigkeit wurde sowohl zu Beginn und zum Ende gestellt, mit dem Unterschied, dass anfangs nach dem Status der Erwerbstätigkeit zum Zeitpunkt der psychischen Erkrankung oder Symptomatik gefragt wird und zum Ende nach dem aktuellen Status. Daraufhin wird bei beiden Fragen noch unterschieden zwischen angestelltem, selbstständigem oder sonstigem Arbeitsverhältnis.

Außerdem wurde der Stellenumfang damals und aktuell sowie die Betriebszugehörigkeit erfragt (Kap. 5.4.2).

Der Hauptteil des Fragebogens fokussiert sich auf die Abfrage der betrieblichen Situation während der psychischen Erkrankung.

Es handelt sich hauptsächlich um Intervall-Skalenfragen (Abb. 14) zum subjektiven Empfinden und zu Erfahrungen bezogen auf das Verhalten des Arbeitgebers während der psychischen Erkrankung.

„Um Meinungen, Einstellungen, Werteorientierungen oder vergleichbar latente Variablen differenziert zu messen, kommen (...) zumeist mehrstufige Skalen zum Einsatz, mittels derer die Befragungspersonen ihre Position zu bestimmten vorgegebenen Themen zum Ausdruck bringen" (Porst 2011, S. 75) können.

Die folgenden Aussagen beziehen sich auf Ihre damalige Arbeitssituation während Ihrer psychischen Erkrankung oder Symptomatik.

Bitte markieren Sie den Wert, der am besten zu Ihrer damaligen Situation gepasst hat.

stimme voll und ganz zu	stimme zu	stimme mehr oder weniger zu	stimme weniger zu	stimme überhaupt nicht zu	keine Angabe

Das Thema psychische Gesundheit der Mitarbeiter, war meinem Arbeitgeber seinerzeit sehr wichtig.

○   ○   ○   ○   ○   ○

Es gab ein Konzept oder eine Strategie bezogen auf die Förderung und den Erhalt der psychischen Gesundheit der Mitarbeiter.

○   ○   ○   ○   ○   ○

Die Meinung der Mitarbeiter zu diesem Konzept oder der Strategie war erwünscht. (Es wurden z. B. Befragungen oder Workshops diesbezüglich durchgeführt).

○   ○   ○   ○   ○   ○

Abbildung 14: Online-Fragebogen zur psychischen Gesundheit in Unternehmen, Item No. 10-12 (eigene Darstellung 2018)

Die Items dieses Fragebogenteils sind thematisch den fünf Dimensionen (Kap. 4.2) zuzuordnen. Die Reihenfolge folgt nicht der Logik dieser Dimensionen, unter anderem um negative Antworttendenzen zu verhindern (Kap. 5.4.2).

Insgesamt gibt es 22 Items dieser Art. Formulierung und Aufbau derselben orientieren sich an den gängigen sozialwissenschaftlichen Standards. (Anhang E, Online Fragebogen Original Version) (vgl. Porst 2011, 75 ff.; Scholl 2015, S.164 ff.).

6 Datenerhebung

Die Rekrutierung der Teilnehmer war ein Schwerpunkt in der Vorbereitung der Befragung. Aufgrund der Sensibilität und einer nach wie vor vorherrschenden Tabuisierung der Thematik galt es, Wege zu finden, die Zielgruppe zu erreichen.

Wie dies versucht wurde, wird im folgenden Kapitel beschrieben. Im Anschluss erfolgt die Beschreibung der Durchführung des Pretests.

6.1 Rekrutierung der Teilnehmer

Man unterscheidet zwischen der ungezielten und der gezielten Rekrutierung von Teilnehmern. Bei dieser Studie handelt es sich um Letztere.

Die Akquirierung von Teilnehmern erfolgte auf unterschiedlichen Wegen. Insgesamt wurden 32 psychiatrische und psychosomatische Kliniken in fünf verschiedenen Bundesländern schriftlich kontaktiert.

Die Kontaktaufnahme erfolgte per E-Mail, mittels eines standardisierten Anschreibens (Anhang C, Rekrutierung der Teilnehmer) und einer PDF-Datei mit Fragebogeninhalten und einem Flyer zum Ausdrucken.

Adressaten in den Kliniken waren Klinikleiter und psychologische Leiter. Von den 32 Kliniken antworteten 19, um weitere Informationen zu erhalten und 14 nahmen aktiv an der Online-Befragung teil, indem sie diese ihren Patienten zugänglich machten. Eine Klinik ermöglichte zudem der Autorin, die Studie persönlich vorzustellen.

Auf demselben Weg wurden bundesweit 8 Organisationen, die Selbsthilfegruppen für psychisch Erkrankte anbieten, kontaktiert. Keine dieser war bereit, die Studie den Teilnehmern zugänglich zu machen.

Außerdem wurde der Flyer der Studie in zwei Praxen für Psychoanalyse in Freiburg und Essen ausgehangen.

Intensiv wurde das Bekanntmachen der Studie über die Social-Media-Netzwerke LinkedIn und Facebook betrieben. In zwei zeitlich versetzen Postings wurde zum Mitmachen aufgerufen. Diese Postings wurden insgesamt 32 Mal von anderen Mitgliedern geteilt.

Des Weiteren wurden zwei verschiedene Postings in 26 Gruppen für psychisch erkrankte User oder Gruppen zum fachlichen Austausch zum Thema betriebliches Gesundheitsmanagement oder Personalmanagement veröffentlicht.

Die Resonanz in diesen Gruppen war hoch. Dies zeigte sich anhand der erhöhten Teilnehmerzahl unmittelbar nach den Postings und an der direkten Kontaktaufnahme von Mitgliedern mit der Autorin. Diese Form der Akquirierung war am erfolgreichsten.

Mit einer standardisierten E-Mail wurden außerdem 22 private und kollegiale Kontakte zur Teilnahme und Verbreitung der Studie aufgefordert. Gleiches geschah über das Netzwerk WhatsApp mit 76 persönlichen Kontakten.

Insgesamt wurden zusätzlich 30 Flyer in 6 verschiedenen Städten an belebten Plätzen aufgehangen, vornehmlich an Stellen, die eine hohe Fluktuation von erwerbstätigen Personen aufweisen wie Hauptbahnhöfe, Büroviertel und Innenstädte.

Der Zugang zur Befragung war vom 16. September 2018 bis 04. November 2018 möglich.

Über einen Link oder einen QR-Code war den Teilnehmern der Zugang zum Fragebogen möglich. Es konnte nur einmal an der Befragung teilgenommen werden.

Eine Registrierung war nicht notwendig.

6.2 Pretest

Die Durchführung eines Pretests ist unerlässlich, um die Verständlichkeit des Inhalts und die Bearbeitungsdauer zu überprüfen (vgl.Raab-Steiner und Benesch 2018, S. 64). Die Befragungssoftware Unipark bietet dafür eine spezielle Pretest-Funktion.

Die Pretester erhalten den Zugang zu der Online-Befragung und können in speziellen Pretest-Kommentarfenstern ihre Anmerkungen hinterlassen. Diese Kommentare können dann vom Fragebogenersteller eingesehen, ausgewertet und verarbeitet werden.

Bei diesem Pretest wurden sechs Personen gebeten, die folgenden Aspekte zu überprüfen:

- Verständlichkeit und Logik der Fragen
- Logik des Fragebogenaufbaus
- Beurteilung des Layouts
- Technische Handhabe
- Beurteilung des persönlichen Empfindens bezogen auf die Fragen

Die Pretest-Phase betrug eine Woche. Aufgrund der daraus gewonnenen Erkenntnisse wurden zwei Fragen umformuliert, da diese missverständlich bei den Pretestern aufgefasst wurden. Außerdem wurden vier Programmierungsfehler behoben, da es Probleme damit auf verschiedenen Endgeräten gab.

7 Datenauswertung

Nachfolgend werden die Stichprobe und die Rücklaufquote der Befragung beschrieben. Im Anschluss erfolgt die Darstellung der Ergebnisse und die Beantwortung der Forschungsfrage.

7.1 Stichprobe

Insgesamt liegt das Gesamtsample bei 268. Das bereinigte Gesamtsample der Befragung ist n=122.

Davon befanden sich zum Zeitpunkt der Befragung oder davor 81,58 % (n=93) wegen einer psychischen Erkrankung in ärztlicher oder therapeutischer Behandlung. 52,69 % (n=49) dieser Befragten waren zum Zeitpunkt ihrer psychischen Erkrankung erwerbstätig. Die Kombination aus den beiden Sachverhalten ist die Grundvoraussetzung für die Teilnahme an der Befragung.

Daraus ergibt sich eine bereinigte Stichprobe von n=49. Es handelt sich hierbei also um eine so genannte Quotenstichprobe, da die Teilnehmer nicht zufällig ausgewählt werden, sondern aufgrund von zuvor festgelegten Kriterien (Quoten) (Kap.5.3).

Zur Beantwortung der Forschungsfrage wurde die Stichprobe in drei Datensätze unterteilt: die der Teilnehmer, die keine betrieblichen Programme zur psychischen Gesundheit in ihren Unternehmen implementiert haben (Gruppe O, O= ohne), die mit einem externen betrieblichen Programm (Gruppe E, E = extern) und die mit einem internen betrieblichen Programm (Gruppe I, I = intern). Die Stichprobe der Gruppe O ist n=32, die der Gruppe E ist n=7 und die der Gruppe I ist n= 10.

Gruppe O fungiert in diesem Zusammenhang als Kontrollgruppe.

7.2 Präsentation der Ergebnisse

Im Nachfolgenden werden die drei Datensätze dargestellt. Es wird jedoch nur Bezug auf die für die Beantwortung der Forschungsfrage relevanten Ergebnisse genommen.

Eine vollständige Darstellung aller Ergebnisse befindet sich im Anhang F- H. Die Geschlechterverteilung der drei Gruppen gestaltet sich wie in Abbildung 14 dargestellt. Das ungleiche Verhältnis zwischen Männern und Frauen lässt sich damit erklären, dass Frauen öfter eine psychische Diagnose erhalten als Männer, dies haben mehrere Studien der Krankenkassen in Deutschland belegt. Die Gründe dafür sind vielschichtig und würden den Rahmen dieser Masterarbeit übersteigen (vgl.Jacobi 2009, S. 19). Über die Hälfte (60,61 %) der Gruppe O sind zwischen 30 und 50 Jahren alt. 21,21 % unter 30 Jahren und 18,18 % über 50 Jahre alt. In Gruppe E beginnt das Alter der Teilnehmer erst bei 30 Jahren. Jeweils 42,86 % geben an, zwischen 30 und 50 Jahre alt zu sein, 57,14 % sind bereits über 50 Jahre.

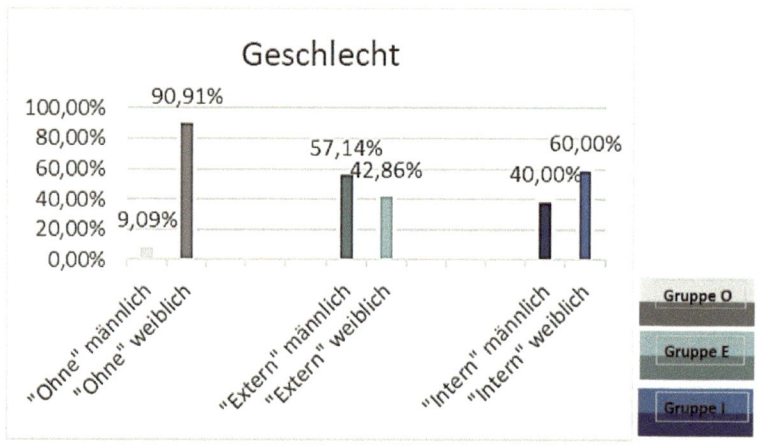

Abbildung 15: Ergebnisse der Befragung, Geschlecht (eigene Darstellung, 2018)

In Gruppe I sieht die Verteilung anders aus. Hier ist die Mehrheit (60 %) der Befragten zwischen 30 und 50 Jahre alt, 30 % sind über 50 und lediglich 10 % unter 30 Jahren. Laut Jacobi (2009, S. 19) weisen die meisten psychischen Erkrankungen „Erwerbstätige im mittleren Alter" auf, dies spiegelt der Altersdurchschnitt dieser Stichprobe wider.

Da die Voraussetzung für die Teilnahme an der Befragung der Status der Erwerbstätigkeit zum Zeitpunkt der psychischen Diagnose ist, befanden sich alle in der Stichprobe enthaltenen Teilnehmer damals in einem Arbeitsverhältnis.

Ob sie sich jedoch auch zum derzeitigen Zeitpunkt noch in einem Arbeitsverhältnis befinden, bejahten ausnahmslos die Teilnehmer der Gruppe I. Bei Gruppe O und E gaben fast 30 % an, derzeit erwerbslos zu sein.

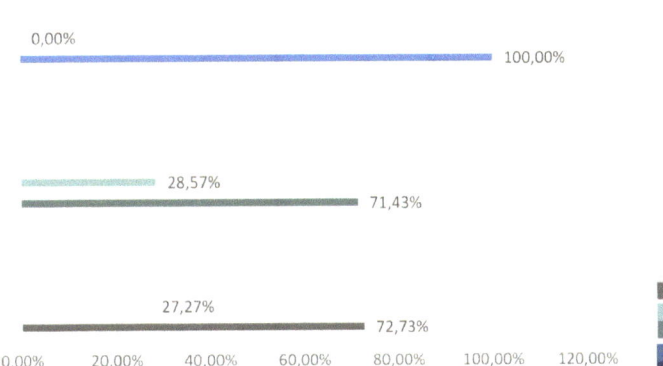

Abbildung 16: Ergebnisse der Befragung, derzeitige Erwerbstätigkeit (eigene Darstellung, 2018)

Gründe dafür sind, dass 44,44 % der Befragten in Gruppe O, bereits in Rente oder Pension sind, 11,11 % in Frührente, weitere 11,11 % derzeit arbeitslos und 33,33 % gaben sonstige Gründe für ihre Erwerbslosigkeit an.

Die Verteilung in Gruppe E hingegen gestaltet sich homogen, 100 % der Befragten sind bereits in Rente oder in Pension und deshalb nicht mehr erwerbstätig.

Außerdem wurde der damalige Stellenumfang ermittelt, um diesen später mit dem derzeitigen zu vergleichen.

Der Großteil der Befragten (55,88 %) der Gruppe O war zum damaligen Zeitpunkt Vollzeit (100 %) beschäftigt. 29,41 % gaben an, zwischen 50 und 99 % beschäftigt gewesen zu sein und einen Stellenumfang weniger als 50 % hatten 14,71 %.

Auf die Frage, welcher derzeitige Stellenumfang auf die Teilnehmer zutrifft, also der nach der psychischen Erkrankung, gaben 57,14 % an, Vollzeit beschäftigt zu sein. 23,81 % haben einen Stellenumfang von 50–99 % und 19,05 % sind weniger als 50 % beschäftigt.

In Gruppe E waren 14,29 % der Teilnehmer zum Zeitpunkt der psychischen Erkrankung mit einem Stellenumfang zwischen 50 und 99 % oder Vollzeit (85,71 %) beschäftigt. Auf die Frage nach dem derzeitigen Stellenumfang gab jeweils die Hälfte der Befragten an, entweder in einem 100 %- oder 50–99 %-Beschäftigungsverhältnis zu sein.

Die Mehrheit (60 %) der Teilnehmer der Gruppe I gab an, zum Zeitpunkt der psychischen Erkrankung Vollzeit beschäftigt gewesen zu sein. 10 % befanden sich in einer Teilzeitbeschäftigung mit einem Stellenumfang zwischen 50 und 90 % und 30 % gaben an, weniger als 50 % beschäftigt gewesen zu sein. 33,33 % geben an, derzeit zwischen 50 und 99 % zu arbeiten, 66,67 % sind Vollzeit erwerbstätig.

Die Frage nach der Länge der Betriebszugehörigkeit zum Zeitpunkt der psychischen Erkrankung ist in Abbildung 16 dargestellt.

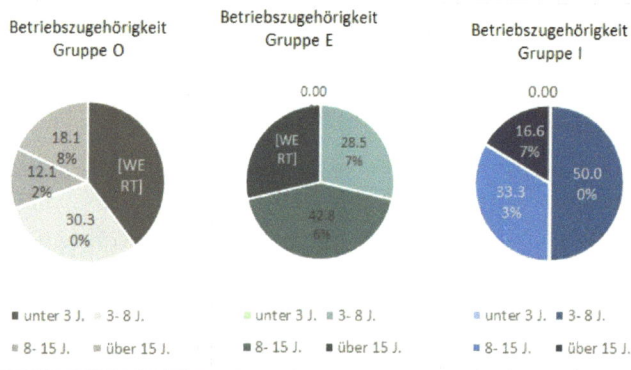

Abbildung 17: Ergebnisse der Befragung, Betriebszugehörigkeit (eigene Darstellung 2018)

Die Mehrheit der Befragten in Gruppe E und I gibt an, zwischen 8 und 15 Jahre lang im Unternehmen angestellt zu sein. In Gruppe O liegt der prozentual größte Anteil bei den seit weniger als 3 Jahren Beschäftigten.

Die Frage nach dem Zeitpunkt der Diagnose weist eine hohe non-response-Quote (n=27) und missverständliche Antworttendenzen auf. So sollten die Teilnehmer den Monat und das Jahr des Beginns und des Endes ihrer Behandlung eintragen. Viele Teilnehmer gaben jedoch beispielsweis nur das Jahr an, sodass nicht nachvollzogen werden kann, wie weit der Zeitpunkt der Behandlung exakt zurückliegt. Da aber ursprünglich ein Indikator für die Verlässlichkeit der Teilnehmer eine Beendigung der Behandlung von mehr als 6 Monaten sein sollte, (Kap. 5.3) musste überprüft werden, ob die Antworten der Teilnehmer, deren Diagnosestellung weniger als 6 Monate zurückliegt, verwertbar sind.

Dafür wurden alle Teilnehmer, die angaben, im Jahr 2018 behandelt worden zu sein, mit denen, die vor 2018 behandelt wurden, verglichen. Es wurden keine signifikanten Unterschiede zwischen den beiden Gruppen festgestellt (Anhang H,

Vergleich der Diagnosegruppen 2018 u. vor 2018) Das zuvor festgelegte Kriterium der Diagnosestellung wurde aufgrund dessen aufgehoben, die Validität der Antworten dieser Gruppe wurde bestätigt.

Welche psychische Diagnose die Teilnehmer seinerzeit erhalten haben, wurde mit einer halboffenen Frage ermittelt.

Es gab mehrere ICD-10-Diagnosen zur Auswahl und zudem die Möglichkeit, in einem Textfeld nicht vorgegebene Diagnosetitel einzutragen. Mehrfachdiagnosen kommen häufig vor, etwa 40 % der Personen mit psychischer Erkrankung haben mindestens eine weitere Diagnose, jeder Zehnte hat sogar vier oder mehr Diagnosen. Das Auftreten zusätzlicher Erkrankungen wird in der Psychologie als Komorbidität bezeichnet (Stangl 2018a).

Um die Komorbidität psychischer Erkrankungen untereinander auch zu erfassen, gab es die Möglichkeit der Mehrfachnennungen (vgl. Jacobi et al. 2014, o. S.).

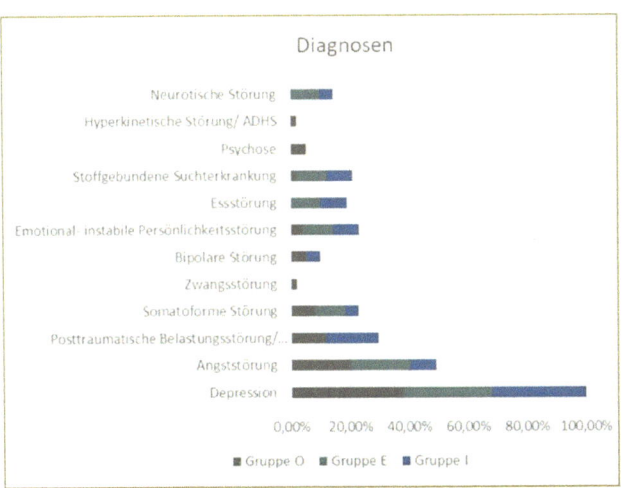

Abbildung 18: Ergebnisse der Befragung, Diagnosen (eigene Darstellung 2018)

Neben den im oben dargestellten Diagramm genannten Diagnosen wurden noch drei weitere im offenen Antwortfeld benannt: Asperger-Syndrom, essentieller Tremor und familiäre Disposition. Diese drei fallen jedoch nicht unter die psychischen Diagnosen und werden somit nicht berücksichtigt.

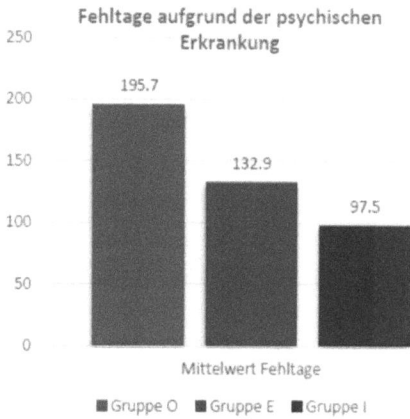

Abbildung 19: Ergebnisse der Befragung, Fehltage (eigene Darstellung 2018)

Die gesamten Fehltage, die sich aufgrund der psychischen Erkrankung ergaben, waren bei Gruppe O mit durchschnittlich 195,7 Tagen am höchsten.

Die Befragten der Gruppe I gaben etwas weniger als die Hälfte dieser Fehltage (97,5) und Gruppe E durchschnittlich 132,9 Fehltage an.

Die Teilnehmer wurden gebeten, die Aussage: „Insgesamt fühlte ich mich durch meinen Arbeitgeber…" mit vorgegebenen Antwortmöglichkeiten zu ergänzen.

In keiner Gruppe wurde die Antwort „professionell unterstützt" gewählt. Der Großteil (39,39 %) der Gruppe O fühlte sich „allein gelassen" oder „unter Druck gesetzt" (33,33 %). 24,24 % gaben an, sich „unterstützt" gefühlt zu haben, und 3,03 % wählten die Antwortkategorie „sonstiges".

Jeweils 40 % der Befragten der Gruppe E gaben an, sich „unterstützt" oder „allein gelassen" gefühlt zu haben. Kein Teilnehmer fühlte sich von seinem Arbeitgeber „unter Druck gesetzt". 20 % der Teilnehmer wählten „sonstiges" als Antwort aus.

In Gruppe I verteilten sich jeweils 30 % der Teilnehmer auf die Antwortkategorien „unterstützt, unter Druck gesetzt und sonstiges", 10 % fühlten sich „allein gelassen".

Die Skalenfragen wurden mithilfe des arithmetischen Mittels ausgewertet. Auf deren Ergebnisse wird ab Kapitel 7.4 näher eingegangen.

Die Variablen der Skala sind wie folgt codiert: stimme sehr zu = 1, stimme zu = 2, stimme mehr oder weniger zu = 3, stimme weniger zu = 4 und stimme überhaupt nicht zu = 5. Die Antwortoption keine Angabe wurde als missing value (0) gewertet.

Je näher sich also der Mittelwert der 1 nähert, umso größer ist die Zustimmung zur Aussage. Im Umkehrschluss gilt: Je mehr sich dieser der 5 nähert, umso weniger stimmt der Durchschnitt der Befragten der Aussage zu.

Nachfolgend findet sich die tabellarische Übersicht (Tab. 1 u. 2) dazu.

Es wird jeweils für die Gruppe der Mittelwert (M) und die Standardabweichung (SD) angegeben.

Ausgestaltung betrieblicher Angebote Skala 1-5 stimme voll und ganz zu - stimme überhaupt nicht zu	Item No.	Gruppe O			Gruppe E			Gruppe I		
		M	SD	n	M	SD	n	M	SD	n
Das Thema psychische Gesundheit der Mitarbeiter war meinem Arbeitgeber seinerzeit sehr wichtig.	9	4,12	1,32	31	3,14	1,46	7	3,30	1,1	10
Es gab ein Konzept oder eine Strategie bezogen auf die Förderung und den Erhalt der psychischen Gesundheit der Mitarbeiter.	10	4,81	1,00	33	2,86	1,46	7	3,60	1,28	10
Die Meinung der Mitarbeiter zu diesem Konzept oder der Strategie war erwünscht. (Es wurden z. B. Befragungen oder Workshops diesbezüglich durchgeführt).	11	4,97	1,07	32	4,17	1,21	7	4,70	1,00	10

Tabelle 1: Ergebnisse der Online-Befragung, Ausgestaltung betrieblicher Angebote (eigene Darstellung 2018)

Dimension Skala 1-5 stimme voll und ganz zu- stimme überhaupt nicht zu	Item No.	Gruppe O			Gruppe E			Gruppe I		
		M	SD	n	M	SD	n	M	SD	n
Arbeitsmotivation										
Meine Arbeit erschien mir weniger sinnvoll.	30	2,03	1,42	33	2,43	1,68	7	1,70	0,90	10
Ich hatte weniger Freude bei der Arbeit.	29	2,76	1,63	33	2,29	1,48	7	2,20	1,33	10
Damals fiel es mir zunehmend schwerer zur Arbeit zu gehen.	33	2,21	1,51	33	2,29	1,16	7	1,50	0,92	10
Fehlzeiten										
Ich habe seinerzeit häufiger als zuvor auf der Arbeit gefehlt.	32	2,85	1,58	33	4,29	1,03	7	2,80	0,92	10
Damals fiel es mir zunehmend schwerer zur Arbeit zu gehen.	33	2,21	1,51	33	2,29	1,16	7	1,50	0,92	10
Bindung										
Ich hatte Angst, aufgrund meiner psychischen Erkrankung oder Symptomatik meine Arbeit zu verlieren.	23	2,85	1,52	33	3,57	1,18	6	2,20	1,08	10
Damals habe ich meine psychische Erkrankung oder Symptomatik lange bei der Arbeit verheimlicht.	24	2,94	1,56	32	2,29	1,75	7	1,40	0,49	10
Meine Motivation, während meiner Erkrankung im Unternehmen zu bleiben, war hoch.	34	2,79	1,49	33	2,33	1,60	7	2,20	1,08	10
Meine Motivation, nach meiner Erkrankung im Unternehmen zu bleiben, war hoch.	35	3,09	1,63	32	1,83	1,46	7	2,40	1,43	10
Soziale Unterstützung										
Bevor ich zu jener Zeit selbst merkte, dass es mir nicht gut geht, wurde ich von meinen Arbeitskollegen darauf angesprochen.	19	4,25	1,60	32	4,29	1,39	7	4,00	1,33	10
Bevor ich zu jener Zeit selbst merkte, dass es mir nicht gut geht, wurde ich von meiner Führungskraft darauf angesprochen.	20	4,81	1,21	32	4,71	0,70	7	3,70	1,42	10
Ich fühlte mich durch meine Arbeitskollegen unterstützt und verstanden.	21	3,88	1,67	33	3,86	1,36	7	3,80	1,60	9
Ich fühlte mich durch meine Führungskraft unterstützt und verstanden.	22	4,47	1,15	32	3,57	1,18	6	3,60	1,20	10
Es kam seinerzeit häufiger zu Konflikten mit meinen Arbeitskollegen.	25	3,48	1,41	33	3,29	1,39	7	3,60	1,56	10
Es kam seinerzeit häufiger zu Konflikten mit meiner Führungskraft.	26	3,10	1,58	33	3,43	1,29	7	3,10	1,30	10
Durch die Unterstützung meines Arbeitgebers konnte ich offen mit meiner Situation umgehen.	28	4,34	1,45	32	3,33	1,49	7	4,20	1,08	10
Einfluss										
Rückblickend betrachtet, hatte mein Arbeitgeber großen Einfluss auf meine Erkrankung.	36	3,03	1,64	32	3,57	1,40	7	3,40	1,56	10
Rückblickend betrachtet, hätte mein Arbeitgeber mehr für mich tun können.	37	3,73	2,50	33	4,17	1,07	6	3,00	1,55	10
Allgemein bin ich der Meinung, dass ein gutes Konzept des Arbeitgebers zum Thema psychische Gesundheit großen Einfluss auf Arbeitnehmer hat.	38	3,52	2,19	33	2,14	0,83	7	1,80	0,98	10

Tabelle 2: Ergebnisse der Online-Befragung, Dimensionen (eigene Darstellung 2018)

Die offenen Antwortkategorien der Items No. 39 und 40 wurden mithilfe der qualitativen Inhaltsanalyse nach Mayring ausgewertet.

Hierzu wurden zunächst Kategorien definiert, mithilfe derer eine so genannte Kodierung der Aussagen der Teilnehmer stattfindet (vgl.2008, 114 ff.). Dieses Vorgehen dient der Zusammenfassung der Ergebnisse und einer Quantifizierung dieser.

Eine ausführliche tabellarische Darstellung des Vorgehens befindet sich im Anhang H.

An dieser Stelle wird nur auf die bedeutendsten Ergebnisse verwiesen. Dort sind auch die Ergebnisse der Gruppe O dargestellt, auf die in diesem Teil der Arbeit nicht näher eingegangen wird. Um Übereinstimmungen oder Differenzen zwischen den betrieblichen Angeboten von Gruppe E und I zu ermitteln, sind die Ergebnisse der Gruppe O an dieser Stelle irrelevant.

Die meisten Übereinstimmungen bei den Befragten ergaben sich in den nachfolgenden Kategorien.

In der Kategorie „Organisationale Strukturen" werden Gespräche mit der Führungskraft von Gruppe E als „wünschenswert" bezeichnet und von Gruppe I als „nicht hilfreich" empfunden. Die „Unterstützung durch das Team bzw. Arbeitskollegen" wird von Gruppe E als hilfreich empfunden und von den Befragungspersonen der Gruppe I als „wünschenswert" bezeichnet. Eine „Arbeitsplatzanpassung" in Form von „Kündigung" hat Gruppe I als „nicht hilfreich" erlebt, in Gruppe E gibt es keine Übereinstimmung bezüglich dieser Codierung. Die „Maßnahme" der Unterstützung bei der Therapieplatzsuche hat Gruppe E als hilfreich erlebt, Gruppe I hat keinerlei Übereinstimmung mit dieser Codierung.

Die nachfolgenden Daten zu den vorhandenen betrieblichen Angeboten konnten nur Gruppe E und I beantworten, aus diesem Grund findet Gruppe O keine Erwähnung in diesem Abschnitt.

Zunächst wurde erfragt, welche Angebote bezüglich der psychischen Gesundheit es im Unternehmen gab und darauffolgend, welche davon in Anspruch genommen wurden. Die Ergebnisse sind in den Tabellen 3 und 4 dargestellt.

Gruppe E	Welche Angebote gab es? %	n	Welche Angebote wurden in Anspruch genommen? %	n
Externes Beratungsinstitut	12,50%	2	11,11%	1
Externe Workshops	12,50%	2	0,00%	0
Externe Seminare	25%	4	22,22%	2
Externe Präventionsangebote	0%	0	0,00%	0
Gespräch mit externem Berater oder Coach	31,25%	5	44,44%	4
Gespräch mit Führungskraft	18,75%	3	22,22%	2
Andere externe Angebote	0%	0	0,00%	0

Tabelle 3: Ergebnisse der Befragung, Externe Beratung Angebote 1 (eigene Darstellung 2018)

Datenauswertung

Gruppe I	Welche Angebote gab es? %	n	Welche Angebote wurden in Anspruch genommen? %	n
Interne Workshops	18,75%	3	23,08%	3
Interne Seminare	6,25%	1	7,69%	1
Interne Präventionsangebote	6,25%	1	0,00%	0
Gespräch mit internem Berater oder Coach	18,75%	3	15,38%	2
Gespräch mit Führungskraft	43,75%	7	46,15%	6
Andere interne Angebote >Selbstverteidigungstraining	6,25%	1	7,69%	1

Tabelle 4: Ergebnisse der Befragung, Interne Beratung Angebote 1 (eigene Darstellung 2018)

Im Anschluss sollten diese hinsichtlich ihrer Wirksamkeit bewertet werden (Tab.5 u. 6).

Bewertung der in Anspruch genommenen betrieblichen Angebote Skala 1-6, sehr hilfreich- überhaupt nicht hilfreich			
Gruppe E	M	SD	n
Externes Beratungsinstitut	0,25	0,43	2
Externe Workshops	/	/	
Externe Seminare	0,69	1,26	4
Externe Präventionsangebote	/	/	
Gespräch mit externem Berater oder Coach	0,44	0,86	4
Gespräch mit Führungskraft	2	3,49	2
Andere externe Angebote	/	/	

Tabelle 5: Ergebnisse der Befragung, Externe Beratung Angebote 2 (eigene Darstellung 2018)

Bewertung der in Anspruch genommenen betrieblichen Angebote Skala 1-6, sehr hilfreich- überhaupt nicht hilfreich			
Gruppe I	M	SD	n
Interne Workshops	0,58	1,04	3
Interne Seminare	0,50	0,87	1
Interne Präventionsangebote	0,75	1,30	1
Gespräch mit internem Berater oder Coach	0,58	1,32	2
Gespräch mit Führungskraft	0,61	1,23	6
Andere interne Angebote >Selbstverteidigungstraining	2	0	1

Tabelle 6 Ergebnisse der Befragung, Interne Beratung Angebote 2 (eigene Darstellung 2018)

Bedeutende Faktoren bezüglich der betrieblichen Angebote (Abb. 19) waren für Gruppe E und I vor allem die „hohe Fachlichkeit" und der „persönliche Kontakt".

Als überhaupt nicht wichtig wurden „Angebote für die Familie" empfunden. Weniger wichtig sind für Gruppe E die „leichte Kontaktaufnahme" und für Gruppe I „Gespräche mit dem Team".

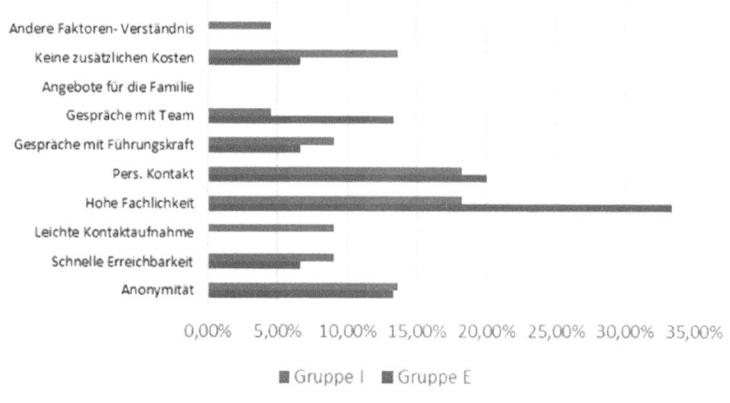

Abbildung 20: Ergebnisse der Befragung, wichtige Faktoren (eigene Darstellung, 2018)

7.3 Beantwortung der Hypothesen und Forschungsfrage

Im folgenden Abschnitt werden sowohl die fünf Unterhypothesen sowie die Haupthypothese beantwortet. Anschließend erfolgt die Beantwortung der Forschungsfrage.

7.3.1 Beantwortung der Unterhypothesen

7.3.1.1 Unterhypothese1:

Arbeitsmotivation

„Psychisch erkrankte Mitarbeiter mit externer Beratung haben eine andere Motivation und Leistungsfähigkeit während einer psychischen Erkrankung als die mit einer internen Beratung."

Der Mittelwert der Gruppe I bei Item No. 30 sowie 33 zeigt eine deutliche Tendenz des Zuspruchs zu den beiden Aussagen (Tab. 6). Die Teilnehmer mit einem internen betrieblichen Programm zur psychischen Gesundheit waren demnach unmotivierter und weniger leistungsfähig als die mit einem externen betrieblichen Programm.

Dimension	Item No.	Gruppe E			Gruppe I		
Skala 1-5 stimme voll und ganz zu- stimme überhaupt nicht zu		M	SD	n	M	SD	n
Arbeitsmotivation							
Meine Arbeit erschien mir weniger sinnvoll	33	2,43	1,68	7	1,70	0,90	10
Damals fiel es mir zunehmend schwerer zur Arbeit zu gehen.	33	2,29	1,16	7	1,50	0,92	10

Tabelle 7: Ergebnisse der Befragung, UH 1 Arbeitsmotivation (eigene Darstellung 2018)

Unterhypothese 1 kann demnach bestätigt werden.

7.3.1.2 Unterhypothese 2:

Fehlzeiten

„Psychisch erkrankte Mitarbeiter mit externer Beratung haben andere Fehlzeiten während einer psychischen Erkrankung als die mit einer internen Beratung."

Der Krankenstand und die damit verbundenen Fehlzeiten während der psychischen Erkrankung wurden mithilfe dreier Items erfasst. Betrachtet man zunächst die Mittelwerte der Items No. 32 und 33 (Tab. 7), scheint es, als wären die Fehlzeiten der Gruppe I tendenziell höher als die der Gruppe E.

Dimension	Item No.	Gruppe E			Gruppe I		
Skala 1-5 stimme voll und ganz zu- stimme überhaupt nicht zu		M	SD	n	M	SD	n
Fehlzeiten							
Ich habe seinerzeit häufiger als zuvor auf der Arbeit gefehlt.	32	4,29	1,03	7	2,80	0,92	10
Damals fiel es mir zunehmend schwerer zur Arbeit zu gehen.	33	2,29	1,16	7	1,50	0,92	10

Tabelle 8: Ergebnisse der Befragung, UH 2 Fehlzeiten (eigene Darstellung 2018)

Die Befragten wurden außerdem gefragt, wie viele Fehltage sich ungefähr während ihrer psychischen Erkrankung ergeben haben. Die der Gruppe I gaben hier durchschnittlich 97,5 Tage an. Gruppe E dagegen gibt an, durchschnittlich 132,9 Tage gefehlt zu haben. Die beiden Ergebnisse sind daher sehr widersprüchlich und es kann keine allgemeingültige Antwort getroffen werden.

Unterhypothese 2 kann weder eindeutig bestätigt noch widerlegt werden.

7.3.1.3 Unterhypothese 3:

Bindung

„Psychisch erkrankte Mitarbeiter mit externer Beratung sind anders an ihr Unternehmen gebunden während und nach einer psychischen Erkrankung als die mit einer internen Beratung."

Wie bereits in Kapitel 5.3.4 beschrieben, ist die Bindung der Mitarbeiter an das Unternehmen eine Kennzahl für ein gutes betriebliches Programm. Um also den Erfolg eines externen oder internen Programmes zu messen, kann die Bindung als Indikator genutzt werden.

Auf die Frage, wie die Bindung während der psychischen Erkrankung an den Arbeitgeber war, gab es keine signifikanten Unterschiede zwischen den beiden Gruppen (Tab. 8). Beide lagen bei einem Mittelwert zwischen 2,2 und 2,3.

Die Motivation, nach der psychischen Erkrankung im Unternehmen zu bleiben, fiel bei Gruppe E ($\bar{X}$=1,83) jedoch deutlich höher aus als bei Gruppe I ($\bar{X}$= 2,4).

Dimension	Item No.	Gruppe E			Gruppe I		
Skala 1-5 stimme voll und ganz zu- stimme überhaupt nicht zu		M	SD	n	M	SD	n
Bindung							
Meine Motivation, während meiner Erkrankung im Unternehmen zu bleiben, war hoch.	34	2,33	1,60	7	2,20	1,08	10
Meine Motivation, nach meiner Erkrankung im Unternehmen zu bleiben, war hoch.	35	1,83	1,46	7	2,40	1,43	10

Tabelle 9: Ergebnisse der Befragung, UH 3 Bindung 1 (eigene Darstellung 2018)

Der Großteil der Befragten (42,86 %) der Gruppe E gibt an, über 15 Jahre bei seinem Arbeitgeber beschäftigt zu sein.

Dies könnte ein Indikator für eine gute Bindung an das Unternehmen sein. Vergleicht man hier jedoch das durchschnittliche Alter der Teilnehmer, könnte die lange Betriebszugehörigkeit auch ein Indikator für ein anderes Bindungsverhalten aufgrund des Alters sein. „Je älter Personen sind und je länger sie im Unternehmen sind, desto höher ist insgesamt das Commitment" (Kump 2014, o. S.).

Über die Hälfte (57,14 %) der Befragten dieser Gruppe sind bereits über 50 Jahre alt.

In Gruppe I sieht das Ergebnis deutlich anders aus. Die Mehrheit (50 %) ist 3–8 Jahre bei demselben Arbeitgeber angestellt. 33,3 % sogar 8–15 Jahre, auch hier zeigt sich eine deutliche Tendenz zu einem langfristigen Beschäftigungsverhältnis, woraus sich eine vorhandene Bindung an das Unternehmen ableiten lässt.

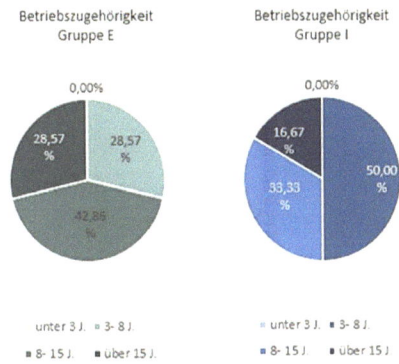

Abbildung 21: Ergebnisse der Befragung, UH 3 Bindung 2 (eigene Darstellung 2018)

Da 2/3 der Befragten zwischen 3 und 15 Jahre betriebszugehörig sind und dennoch etwas weniger als die Hälfte (42,86 %) zu den unter 50-Jährigen gehören, kann das Ergebnis eine höhere Bindung und ein Zugehörigkeitsgefühl zum Unternehmen bedeuten.

Die Unterhypothese 3 ist bestätigt worden. Beide Gruppen zeigen deutliche Ergebnisse, dass mehrheitlich eine hohe Bindung zum Unternehmen und eine geringe Fluktuation („unter 3 Jahre < 0, bei beiden Gruppen") besteht. Jedoch scheint die Bindung insgesamt höher bei Gruppe E, also bei den Teilnehmern mit einem externen betrieblichen Programm.

7.3.1.4 Unterhypothese4:

Einfluss

„Der Einfluss des Unternehmens auf den psychisch erkrankten Mitarbeiter mit externer Beratung unterscheidet sich von dem auf den Mitarbeiter mit einer internen Beratung."

Die Befragten beider Gruppen (Gruppe E, $\bar{X}$= 2,14; Gruppe I, $\bar{X}$= 1,8) sind der Ansicht, dass ein gutes betriebliches Konzept des Arbeitgebers zum Thema psychische Gesundheit großen Einfluss auf den Arbeitnehmer hat. Daraus kann geschlossen werden, dass diese prinzipiell über Offenheit und Akzeptanz gegenüber solchen Angeboten verfügen. Dies ist die Grundvoraussetzung für die Wirksamkeit und mögliche Zusammenarbeit mit den Verantwortlichen der Programme (Kap. 5.3).

Dimension Skala 1-5 stimme voll und ganz zu- stimme überhaupt nicht zu	Item No.	Gruppe E M / SD / n	Gruppe I M / SD / n
Einfluss			
Rückblickend betrachtet, hatte mein Arbeitgeber großen Einfluss auf meine Erkrankung.	36	3,57 / 1,40 / 7	3,40 / 1,56 / 10
Rückblickend betrachtet, hätte mein Arbeitgeber mehr für mich tun können.	37	4,17 / 1,07 / 6	3,00 / 1,55 / 10
Allgemein bin ich der Meinung, dass ein gutes Konzept des Arbeitgebers zum Thema psychische Gesundheit großen Einfluss auf Arbeitnehmer hat.	38	2,14 / 0,83 / 7	1,80 / 0,98 / 10

Tabelle 10: Ergebnisse der Befragung, UH 4 Einfluss (eigene Darstellung 2018)

Den Einfluss des Arbeitgebers während der psychischen Erkrankung schätzen beide Gruppen jedoch nicht sehr hoch ein (Tab. 8).

Ob der Arbeitgeber mehr hätte tun können, wird aus den Ergebnissen nicht deutlich. Der Durchschnitt der Gruppe E „stimmt weniger zu", die Teilnehmer der Gruppe I tendieren zu „stimme mehr oder weniger zu".

Abschließend kann festgestellt werden, dass der Einfluss des Unternehmens auf Gruppe E mit externer Beratung einen geringfügig größeren Einfluss hat. Um die Unterhypothese 4 jedoch eindeutig bestätigen zu können, müssten weitere Daten erhoben werden.

7.3.1.5 Unterhypothese 5:

Soziale Unterstützung

„Der Grad der sozialen Unterstützung der psychisch erkrankten Mitarbeiter mit externer Beratung unterscheidet sich von dem der Mitarbeiter mit einer internen Beratung."

Wie bereits in Kapitel 5.3 näher erläutert, ist die soziale Unterstützung seitens des Unternehmens von zentraler Bedeutung. Unterstützung stellt hierbei eine zwar subjektive Wahrnehmung des einzelnen dar, kann aber durch das Vergleichen mehrerer differenzierter Fragestellungen definiert werden. Es handelt sich hierbei um eine weiche Kennzahl.

Verständnis und Unterstützung innerhalb des Teams, zwischen Abteilungen oder anderweitigem Kontakt zu Arbeitskollegen wird als sehr hilfreich erfahren. Ein gutes Arbeitsklima, wertschätzender und kollegialer Umgang, gelten als wichtige Faktoren für die psychische Gesundheit (Kap. 5.3). Beide Gruppen gaben (Tab. 9) an, dass es seitens der Arbeitskollegen oder der Führungskraft zu keiner frühzeitigen Unterstützung kam.

Dimension	Item No.	Gruppe E			Gruppe I		
Skala 1-5 stimme voll und ganz zu- stimme überhaupt nicht zu		M	SD	n	M	SD	n
Soziale Unterstützung							
Bevor ich zu jener Zeit selbst merkte, dass es mir nicht gut geht, wurde ich von meinen Arbeitskollegen darauf angesprochen	19	4,29	1,39	7	4,00	1,33	10
Bevor ich zu jener Zeit selbst merkte, dass es mir nicht gut geht, wurde ich von meiner Führungskraft darauf angesprochen	22	4,71	0,70	7	(3,70)	1,42	10

Tabelle 11: Ergebnisse der Befragung, UH 5 Soziale Unterstützung1 (eigene Darstellung 2018)

Dies kann verschiedene Ursachen haben. Zum einen ist es möglich, dass die Symptome der psychischen Erkrankung lange verheimlicht werden konnten, zum anderen, dass Arbeitskollegen oder Führungskräfte nicht genügend geschult sind, um Anzeichen zu erkennen, Kommunikationsmöglichkeiten nicht bekannt sind oder allgemein Unsicherheit im Umgang mit der Thematik psychische Erkrankung besteht.

Indikator für ein gut funktionierendes betriebliches Konzept wäre jedoch ein frühzeitiges Erkennen von Symptomen einer psychischen Erkrankung und Einleiten unterstützender Maßnahmen durch das Unternehmen.

Auch auf die Fragen, ob sich die Teilnehmer durch ihre Arbeitskollegen oder die Führungskraft unterstützt fühlten, gab es ein einheitlich negatives Ergebnis in beiden Gruppen ($\bar{X}$ =3,57–3,8).

Studien haben ergeben, dass sich ein transparenter und offener Umgang in Unternehmen mit der Thematik psychische Erkrankung positiv auf das Arbeitsklima, den Genesungsverlauf und die Akzeptanz der Erkrankung auswirken (Kap. 5.3).

Psychische Erkrankungen werden überdurchschnittlich häufig vor allem lange bei der Arbeit verheimlicht. Der offene Umgang ist nach wie vor schwierig, da dass Thema tabuisiert wird und Betroffene häufig stigmatisiert werden.

Die Sorge, dass die Erkrankung Auswirkungen auf den Arbeitsplatz hat, ist hoch.

Die Frage, ob durch die Unterstützung des Arbeitgebers offen mit der Erkrankung umgegangen werden konnte, ist also insofern von Bedeutung, da die Beantwortung Auskunft über den Umgang mit und die soziale Unterstützung bei psychischen Erkrankungen in Unternehmen gibt.

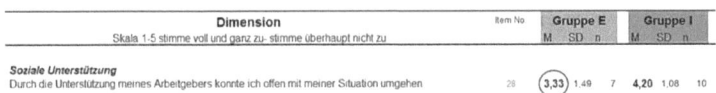

Tabelle 12: Ergebnisse der Befragung, UH 5 Soziale Unterstützung 2 (eigene Darstellung 2018)

Tendenziell stimmen die Teilnehmer der Gruppe E hier eher zu, jedoch weisen beide Mittelwerte deutlich darauf hin, dass auch hier kaum Unterstützung empfunden wurde.

Die Hypothese wurde deutlich widerlegt, es gibt keinerlei Hinweise darauf, dass es einen Unterschied zwischen den Personen mit einer externen Beratung zu denen mit einer internen Beratung gibt. Beide Gruppen fühlen sich trotz betrieblicher Programme nicht unterstützt vom Arbeitgeber.

7.3.2 Beantwortung der Haupthypothese

Die Haupthypothese

„Eine externe Beratung hat einen anderen Effekt auf psychisch erkrankte Mitarbeiter als eine interne Beratung"

kann aufgrund der Ergebnisse der fünf Unterhypothesen (Kap. 8.4.1) bestätigt werden. Die Ergebnisse zeigen deutlich, dass es bei beinahe allen fünf Dimensionen unterschiedliche Effekte zwischen externer und interner Beratung gibt. Nur bei Unterhypothese 5 zeigt sich kein eindeutiger Effekt, der eine externe von einer internen betrieblichen Beratung unterscheidet.

7.3.3 Beantwortung der Forschungsfrage

„Was sind Stärken und Schwächen einer externen betrieblichen Beratung zum Thema psychische Gesundheit im Unternehmen im Gegensatz zu einer internen betrieblichen Beratung?"

Es wurden die Ergebnisse der Gruppe E und I miteinander verglichen und entlang der fünf Dimensionen bewertet.

Zunächst werden die Stärken einer externen im Vergleich zu einer internen Beratung dargestellt.

Im Bereich der Arbeitsmotivation scheint eine externe Beratung größeren Einfluss auf die Teilnehmer zu haben. Diese scheinen durchschnittlich über eine höhere Motivation und Leistungsfähigkeit zu verfügen.

Tendenziell scheint eine externe Beratung sich außerdem stärker positiv auf die Bindung an das Unternehmen auszuwirken. Dies verdeutlicht eine geringe Fluktuationsrate und die auffallend langjährige Bindung der Befragten an ihr Unternehmen.

Auch die Stimmungsabfrage, wie die Motivation war, nach Bewältigung der Erkrankung im Unternehmen zu bleiben, zeigt eindeutig ein gutes Commitment.

Eine externe Beratung scheint tendenziell aus Teilnehmersicht einen größeren Einfluss auf die psychische Gesundheit zu haben. Da die Ergebnisse hier jedoch nicht reliabel sind, ist dieser Fakt unter Vorbehalt zu betrachten und bedarf einer genaueren Analyse.

Von Teilnehmern wird die hohe Fachlichkeit als Stärke empfunden, die damit zu begründen ist, dass externe Beratungsinstitute vorwiegend geschultes Fachpersonal beschäftigen.

Dahingegen interne Beratung häufig, Mitarbeiter aus den eigenen Kreisen für die Themen des BGM befähigen. Diese verfügen häufig über eine zum Thema psychische Gesundheit nicht relevante berufliche Qualifikation.

Der ganzheitliche Ansatz, also eine Einbeziehung von Teams und Führungskräften, ist eine weitere Stärke der externen Beratung.

Eine Schwäche im Vergleich zur internen Beratung scheint die Erreichbarkeit bzw. die Niederschwelligkeit der Kontaktaufnahme zu sein.

Externe Berater sind oft nicht durchgehend im Betrieb oder persönlich vor Ort.

Kontaktdaten und die Erreichbarkeit sollten daher möglichst leicht und mühelos zugänglich sein.

Vor allem bei der vorliegenden Thematik fällt es Betroffenen oft schwer, sich Hilfe zu suchen. Daher müssen potenzielle Hürden möglichst abgebaut werden.

Eine Stärke der externen Beratung ist die Vielfalt der Angebote, jedoch werden im Vergleich zur internen Beratung weniger davon in Anspruch genommen. So wurde nur knapp über die Hälfte der angebotenen Maßnahmen in Anspruch genommen (Tab. 3).

Betrachtet man im Vergleich hierzu die interne Beratung, wurden lediglich 13,9 % der Angebote nicht in Anspruch genommen. Die geringe Inanspruchnahme der Angebote kann als Schwäche der externen Beratung gewertet werden.

Zusammenfassend kann festgestellt werden, dass zu den eindeutigen Stärken einer externen Beratung der positive Einfluss auf die Arbeitsmotivation und die Bindung an das Unternehmen zählen. Außerdem gehören hohe Fachlichkeit, vielfältige Angebote und ganzheitliche, nachhaltige Konzepte zu den Stärken.

Die erschwerte Erreichbarkeit der externen Beratung für Betroffene ist eine Schwäche, ebenso die Tatsache, dass externe Angebote nicht im vollen Umfang genutzt und angenommen werden.

8 Diskussion

Nachfolgend sollen die zentralen Erkenntnisse aus dem theoretischen Teil zusammengefasst und mit den Ergebnissen der Online-Befragung in Verbindung gesetzt werden.

Anschließend werden die Untersuchungsmethode und das wissenschaftliche Vorgehen kritisch betrachtet. Dieses Kapitel endet mit Empfehlungen für weitere empirische Untersuchungen und einer Zusammenfassung über die Erkenntnisse in Bezug auf derzeitige betriebliche Programme und den Umgang von Unternehmen mit der Thematik psychische Gesundheit.

8.1 Erfüllung der Gütekriterien

Eine empirische Untersuchung muss verschiedene Kriterien erfüllen, um als wissenschaftlich zu gelten. „Das wichtigste Kriterium ist das der Wiederholbarkeit, aus dem sich die Forderungen nach neutraler Messung, experimenteller Kontrolle und der Verwendung von Zufallsstichproben ergeben" (Geißendörfer und Höhn 2007, S. 49).

Die Wiederholbarkeit ist durch die Standardisierung des Online-Fragebogens gegeben. Dadurch ergibt sich auch die notwendige Objektivität. „Durch klare standardisierte Anweisungen, streng formalisierte Auswertung und Interpretation kann die Objektivität erhöht werden" (ebd.).

Aufgrund der Größe der Stichprobe und des Vergleichs der Ergebnisse wird die Untersuchung als reliabel eingeschätzt. Der Vergleich der drei Datensätze, die Betrachtung der Mittelwerte und deren Standardabweichung zeigen die Zuverlässigkeit der Daten.

Wie bereits in Kapitel 7.2 beschrieben, wurden die in Kapitel 5.3 definierten Voraussetzungen der Zielgruppe nicht eingehalten. Im Verlauf der Untersuchung wurde entschieden, dass das Kriterium „Die Diagnosestellung muss mehr als 6 Monate zurückliegen" aufgehoben wird. Die Validität der Daten wurde geprüft, eine Übersicht darüber befindet sich im Anhang H.

Durch die Online-Befragung konnten sowohl die Hypothesen sowie die Forschungsfrage beantwortet werden. Dies ist möglich aufgrund der Validität der Ergebnisse (vgl. ebd.). Insgesamt erfüllt die vorliegende empirische Untersuchung demnach alle Gütekriterien.

8.2 Interpretation der Ergebnisse

Die Forschungsfrage dieser Arbeit lautet: „Was sind Stärken und Schwächen einer externen Beratung im Gegensatz zu einer internen Beratung im Umgang mit psychisch Erkrankten Mitarbeiter im Unternehmen?"

Von 49 Befragten verfügten lediglich 17 über betriebliche Angebote zur psychischen Gesundheit, diese unterteilten sich noch einmal in 10 mit interner (Gruppe I) und 7 mit externer Beratung (Gruppe E) im Unternehmen.

Um die Forschungsfrage zu beantworten, wurden die Ergebnisse der beiden Gruppen miteinander verglichen. Die übrigen 32 Teilnehmer ohne betriebliche Programme wurden als Kontrollgruppe hinzugezogen.

Die Stichprobe aus Gruppe E und I fiel deutlich kleiner aus als erwartet. Auf Basis der theoretischen Grundlage (Kap. 2 u. 3) und der damit einhergehenden Erkenntnis des großen Zuwachses von Maßnahmen zur Gesundheitsförderung in vielen Unternehmen und der erhöhten öffentlichen Sensibilität gegenüber psychischen Erkrankungen wurde von einem deutlich höheren Anteil der Befragungspersonen mit betrieblichen Programmen ausgegangen.

„Im Zuge umfassender Organisations- und Personalentwicklung haben sich in den letzten Jahren viele Unternehmen verstärkt des Themas ‚betrieblicher Krankenstand' angenommen. Insbesondere dem Zusammenhang von Arbeitsmotivation und Betriebsklima in Bezug auf das Arbeitsunfähigkeitsgeschehen wird im Rahmen von betrieblichen Mitarbeiterzirkeln, -befragungen, Führungsstilanalysen etc. Rechnung getragen" (DAK 2018, S. 7). Da das Gesamtsample von n=122 die Gütekriterien erfüllt, kann aus diesem Ergebnis abgeleitet werden, dass betriebliche Programme nach wie vor Seltenheitswert haben. Insgesamt scheinen Arbeitgeber sich der unternehmerischen Verantwortung nicht bewusst zu sein, das Thema psychische Gesundheit in die Firmenphilosophie zu integrieren.

Bei der Frage, welche Diagnose die Teilnehmer erhalten haben, gab es neben der Möglichkeit, eine vorgegebene Antwort zu wählen, die, die Diagnose in ein offenes Antwortfeld einzutragen.

Die Häufigkeit und prozentuale Verteilung der Diagnosen dieser Befragung (Abb. 16) entsprechen denen der derzeitigen Statistiken zur Diagnosehäufigkeit in Deutschland. So befinden sich unter den häufigsten psychischen Erkrankungen laut Gesundheitsreport der DAK „Depressive Episode/Rezidivierende depressive

Störung, Reaktionen auf schwere Belastungen und Anpassungsstörungen (und) andere Angststörungen" (2018, S. 22).

Interessant in diesem Zusammenhang ist die Häufigkeit der Angabe von Mehrfachdiagnosen. Mehrere Teilnehmer gaben an, bis zu vier Diagnosen erhalten zu haben. Das Auftreten zusätzlicher Erkrankungen wird in der Psychologie als Komorbidität bezeichnet und kommt häufig vor (Stangl 2018a).

Insgesamt zeigten sich keine signifikanten Unterschiede bei der Diagnosehäufigkeit zwischen den Gruppen E, I und O.

Die Minderung der Arbeitsleistung aufgrund psychischer Erkrankungen wurde bereits ausführlich in Kapitel 3.2 dargelegt. Eine harte Kennzahl für die Erfassung der Wirksamkeit von betrieblichen Programmen ist der Stellenumfang.

Hier zeigen sich Unterschiede zwischen den internen und externen Beratungsleistungen (Abb.29).

Stellenumfang		Stellenumfang Damals	Heute
Gruppe O	100%	55,88%	57,14% ⬆
	50-99%	29,41%	23,81% ⬇
	unter 50%	14,71%	19,05% ⬆
Gruppe E	100%	85,71%	50% ⬇
	50-99%	14,29%	50% ⬆
	unter 50%	0%	0%
Gruppe I	100%	60%	66,67% ⬆
	50-99%	10%	33,33% ⬆
	unter 50%	30%	0% ⬇

Abbildung 22: Ergebnisse der Befragung, Stellenumfang (eigene Darstellung 2018)

Die Leistungsbereitschaft der Befragten mit externer Beratung nahm vor allem bei den Vollzeiterwerbstätigen ab. So ga-ben 85,71 % der Teilnehmer an, zum Zeitpunkt der psychischen Erkran-kung zu 100 % beschäf-tigt gewesen zu sein, zum aktuellen Zeitpunkt, also nach dem Überwinden der Erkrankung, nur noch zu 50 %. Diese 35,71 % gaben nun an, in einem Beschäftigungsverhältnis von 50–9% zu sein.

Im Vergleich hierzu hat sich der Stellenumfang der Befragten mit interner Beratung deutlich vergrößert. Vor allem die Personen mit geringem Stellenumfang (unter 50 %) sind nun alle in einem Beschäftigungsverhältnis über 50 %. Hieraus kann abgeleitet werden, dass vor allem interne betriebliche Programme einen stärkenden, Ressourcen aktivierenderen Einfluss auf die Mitarbeiter haben.

„Laut der Europäischen Kommission in Deutschland [sind] seit 2001 psychische Gesundheitsprobleme die Hauptursache für Frühverrentungen" (Buehler 2010, S. 29). Hier zeigt sich der positive Einfluss der betrieblichen Beratung (Abb. 14). In Gruppe I ist noch niemand aus der Erwerbstätigkeit ausgeschieden, in Gruppe E sind die nicht mehr Erwerbstätigen mittlerweile verrentet oder pensioniert. Im Vergleich hierzu geben in Gruppe O 11,11 % an, frühverrentet zu sein. Die Implementierung betrieblicher Programme im allgemeinen scheint einen positiven Einfluss auf die nachhaltige Genesung und Leistungsfähigkeit zu haben.

„Die Bundesanstalt für Arbeitsschutz und Arbeitsmedizin (BAuA) hat in einer Hochrechnung für das Jahr 2016 die 'volkswirtschaftlichen Produktionsausfälle auf insgesamt 75 Milliarden Euro bzw. den Ausfall an Bruttowertschöpfung auf 133 Milliarden Euro', ausgehend von einem der Krankenkassen berechneten Arbeitsunfähigkeitsvolumen von 17,2 Arbeitsunfähigkeitstagen je Arbeitnehmer/ Jahr" (BAuA 2016) ermittelt. Dies stellt einen enormen volkswirtschaftlichen Schaden dar.

Die Höhe der Fehltage der von den Krankenkassen jährlich ermittelten Zahlen lässt sich nicht mit den in dieser Studie erhobenen Daten vergleichen. Die Krankenkassen erheben diese pro Jahr und mit der statistischen Normierungsgröße „pro 100 Versicherungsjahre".

In dieser Erhebung wurden die insgesamt anfallenden Fehlzeiten während der psychischen Erkrankung erfasst. Einbezogen wurden auch Kurzzeiterkrankungen, also Fehlzeiten ohne vorliegende Arbeitsunfähigkeitsbescheinigung. Dennoch lässt sich aus den Ergebnissen der aktuelle Trend zu hohen Fehlzeiten im Zusammenhang mit psychischen Erkrankungen erkennen.

Auffallend ist, dass die Fehlzeiten (Abb. 17) der Gruppe E (132,9 Tage) mehr als 35 Tage höher ausfallen als die der Gruppe I (97,5 Tage).

Gruppe E ist also mehr als einen Monat länger ausgefallen als die Teilnehmer der Gruppe I. Es könnte daraus geschlossen werden, dass die interne Beratung einen größeren Einfluss auf den Krankenstand ausübt. Ob dies auf die bessere Begleitung und Unterstützung zurückzuführen ist oder ob sich die Arbeitnehmer durch die räumliche Nähe zu den Beratern unter Druck gesetzt fühlen, zeigt der Vergleich dieses Ergebnisses mit Item No. 18. 30 % der Teilnehmer der Gruppe I gaben an, sich von ihrem Arbeitgeber „unter Druck gesetzt" zu fühlen. Dagegen wählte aus Gruppe E niemand diese Antwort.

Jedoch gaben 40 % der Gruppe E an, sich „unterstützt" gefühlt zu haben. 30 % der Gruppe I stimmten dem zu.

Zusammenfassend lässt sich festhalten, dass die Fehlzeiten der Gruppe I deutlich geringer als die der Gruppe E ausfallen. Faktoren wie die Höhe des Präsentismus werden hierbei nicht erfasst.

Eine Stärke der externen Beratung ist die Vielfalt der Angebote (Tab. 3), jedoch werden im Vergleich zu der internen Beratung weniger davon in Anspruch genommen (vgl. Tab. 3 mit Tab. 4). So wurden nur etwas mehr als die Hälfte der angebotenen Maßnahmen in Anspruch genommen.

Die Gründe dafür konnten innerhalb dieser Befragung nicht ermittelt werden. Eine Möglichkeit wäre die räumliche Distanz der externen Beratung zu den Mitarbeitern oder die bereits erwähnten Schwierigkeiten bei der Kontaktaufnahme.

Näher betrachtet werden könnte auch das Vorgehen der externen Beratung bei der Vermittlung der Angebote.

Da ein breites Spektrum an Angeboten nötig ist, um wie in Kapitel 4.2 bereits erwähnt, individuelle und bedarfsorientierte Konzepte anzubieten, sollte dieser Aspekt in einer weiteren Untersuchung genauere Beachtung finden.

Betriebliche Programme und Beratungsleistungen zur psychischen Gesundheit sollten immer auch die Führungskräfte und Teams miteinbeziehen.

In diesem Zusammenhang ist vor allem der Faktor der sozialen Unterstützung relevant. Mit sozialer Unterstützung sind Verhaltensweisen wie emotionale Unterstützung (durch Zuneigung, Vertrauen, Anteilnahme), Orientierungshilfe (z. B. durch Rat) und Zugehörigkeitsgefühl zu einem Netzwerk gemeint (vgl. BAuA 2002, S. 9).

Abbildung 29 zeigt die Wirkung sozialer Unterstützung. So lassen sich arbeitsbezogene Belastungen reduzieren (Pfeil 1), das wirkt sich positiv auf die Stressbewältigung aus (Pfeil 2), außerdem wird sozialer Unterstützung eine gesundheitsfördernde Wirkung zugesprochen (Pfeil3) (vgl. BAuA 2002, S. 8).

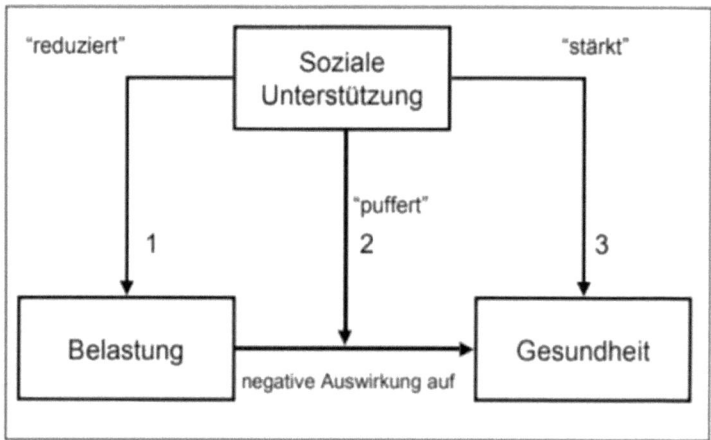

Abbildung 23: Effekte von sozialer Unterstützung auf Wohlergehen und Gesundheit (Stadler et al. 2002)

Vor allem „Vorgesetzte haben einen zentralen Einfluss auf den Erhalt und die Förderung der psychischen Gesundheit ihrer Mitarbeiter.

Zahlreiche empirische Studien haben positive Zusammenhänge zwischen Führung und Gesundheit von Mitarbeitern nachgewiesen.

So zeigte sich z. B. in Untersuchungen, in denen Vorgesetzte von Abteilungen mit hohen Fehlzeiten in Abteilungen mit niedrigen Fehlzeiten versetzt wurden, dass in der Folge die Fehlzeitenrate deutlich anstieg. Hohe Fehlzeiten können Ausdruck eines ‚stummen Mitarbeiterprotestes' sein, eine mögliche Ursache davon ist erlebter Stress" (BAuA 2002, S. 7).

Daher ist es alarmierend, dass sich die Befragten der Gruppe E und I trotz betrieblicher Beratung in den Dimensionen „Soziale Unterstützung" und „Einfluss" der Unternehmen gleichermaßen allein gelassen fühlen. Da vor allem die subjektiv empfundene Unterstützung für Mitarbeiter sehr wichtig ist, ist dieses Ergebnis von Bedeutung.

Dies zeigen auch die Ergebnisse des Items No. 40 (Tab. 2). So wurden von den Teilnehmern als wünschenswerte und hilfreiche individuelle Faktoren für die Begleitung „Vertrauen, Verständnis, Offenheit" genannt. Diese entstehen durch eine gute Unternehmenskultur, gesunde Führung und soziale Unterstützung. Diese aufzubauen und zu fördern sollte daher Ziel jeder externen oder internen betrieblichen Beratung sein.

Des Weiteren sollten die Begleitung und Befähigung von Führungskräften ein zentrales Angebot darstellen. „Führungskräfte – gerade solche, die in der Führungshierarchie eher unten angesiedelt sind, sind selbst in ein System von betrieblichen Sachzwängen eingebunden und daher verstärkt Stress ausgesetzt. Dies bedeutet, dass sie sich ihrer eigenen Belastungen bewusst werden müssen. Ebenso ist es für die Glaubwürdigkeit und Akzeptanz gesundheitsschutz-bezogener Maßnahmen im Betrieb wichtig, dass Vorgesetzte – schon aus Gründen ihrer Vorbildfunktion – Gesundheit nicht nur thematisieren und in betrieblichen Leitlinien festschreiben, sondern gesundheitsgerechtes Verhalten auch vorleben" (BAuA 2002, S. 7).

Die Ergebnisse der Befragung zeigen deutlich, dass die Teilnehmer mit externer sowie interner Beratung sich weder von ihrer Führungskraft noch von den Arbeitskollegen genügend unterstützt fühlen (vgl. Kap. 7.4.1).

Dass sie dieser sozialen Unterstützung jedoch eine hohe Relevanz (Tab. 2) beimessen, zeigen die Ergebnisse der Items No. 39 und 40.

So stuften sie Gespräche und die Unterstützung durch Arbeitskollegen sowie die Führungskraft als besonders hilfreich und wünschenswert ein. Gruppe E gab an, dass beides bereits vorhanden und als hilfreich empfunden worden sei. Gruppe I hingegen sieht hier noch Handlungsbedarf und würde sich diese soziale Unterstützung durch Arbeitskollegen und Führungskraft wünschen.

Zu häufigen psychischen Belastungsfaktoren zählen Probleme in der Arbeitsorganisation. Die Befragung zeigt hier, dass sich Teilnehmer der Gruppe E eine Anpassung der Arbeitszeit sowie des Arbeitspensums gewünscht hätten. Diese Themen spielten bei den Befragten der Gruppe I keine Rolle.

Es gaben jedoch mehrere Teilnehmer an, dass ihnen während ihrer psychischen Erkrankung gekündigt wurde. Da es sich hierbei um Unternehmen mit weniger als 10 Mitarbeitern handelt, die also nicht betroffen vom Kündigungsschutzgesetz sind, ist dies ohne Weiteres möglich. Dieses Vorgehen kann sich auf die Arbeitsplatzsicherheit auswirken, die auch einen wesentlichen Belastungsfaktor darstellt (Kap.3.1).

Insgesamt handelt es sich hier um keine für die psychische Gesundheit förderlichen Arbeitsplatzbedingungen. Dass diese Bedingungen trotz betrieblicher Beratungsleistungen so vorhanden sind, bedeutet, dass Beratungsangebote sich dieser Thematik noch mehr annehmen müssen.

Es kann aber auch an mangelnder Unterstützung seitens des Unternehmens liegen oder sich angesichts der relativ kleinen Stichprobe um Ausnahmen handeln. Dies müsste in einer weiteren Untersuchung genauer betrachtet werden.

Ergänzend soll an dieser Stelle noch zusätzlich der Vergleich zwischen Befragten mit betrieblichen Angeboten zur psychischen Gesundheit mit denen ohne diese gezogen werden.

Wie bereits in Kapitel 7.2 dargestellt, sind bei den entstandenen Fehlzeiten der Gruppe E und I signifikante Unterschiede feststellbar. Noch deutlicher wird dieser Unterschied, zieht man die Zahlen der Gruppe O vergleichend hinzu. Diese gibt an, an durchschnittlich 195,7 Tagen gefehlt zu haben. Dies ist circa das Doppelte der Fehltage der Gruppe I (97,5 Tage) und über 60 Tage mehr als bei Gruppe E (132,9 Tage). Hieraus kann geschlossen werden, dass betriebliche Programme einen wesentlichen Einfluss auf die Fehlzeiten der Mitarbeiter haben.

Auf die Frage, wie sich die Teilnehmer von ihrem Arbeitgeber während der Erkrankung begleitet fühlten, antwortete der Großteil der Gruppe O, dass sie sich „allein gelassen" oder „unter Druck gesetzt" fühlten.

Trotz betrieblicher Unterstützung sind die Ergebnisse der Gruppe E und I nicht deutlich anders ausgefallen. Bei einer guten Unterstützung und Begleitung des Unternehmens könnte davon ausgegangen werden, dass sich diese vorwiegend „unterstützt" oder „professionell begleitet" fühlen.

Es könnte daraus geschlossen werden, dass hier noch Bedarf bei der erfolgreichen Umsetzung und Implementierung von betrieblichen Programmen besteht. Von großer Bedeutung bei diesen ist neben der institutionellen Umsetzung vor allem der persönliche Faktor. Arbeitnehmer wollen unterstützt, wertgeschätzt und aufgefangen werden.

„Soziale Unterstützung befriedigt ein primäres Bedürfnis. Jeder hat schon an seinem Arbeitsplatz die Erfahrung gemacht, dass erst durch die Hilfe von anderen – Kollegen oder Vorgesetzten – eine Arbeitsaufgabe oder Probleme, die den eigenen Arbeitsplatz betrafen, gelöst werden konnten. Denn in der Regel können Schwierigkeiten gemeinsam besser bewältigt werden. Die Unterstützung anderer hilft aber auch dabei, Belastungen besser zu ertragen (emotionale Unterstützung)" (BAuA 2002, S. 8).

Auffallend ist, dass die Unterstützung der Gruppe O durch das Team und Betriebsräte deutlich höher ausfiel als bei den anderen beiden Gruppen. Diese klagten jedoch auch weitaus häufiger unter starkem Leistungsdruck, hohem Arbeitspensum und zu wenig Rücksichtnahme und Verständnis während ihrer Erkrankung. Es kam bei einigen Befragten zu Androhungen von Kündigung und Versetzung. Eine Reduktion des Arbeitspensums, Anpassung der Arbeitstätigkeit und -Zeit wurden als hilfreich und wünschenswert genannt.

Dies scheint bei den Teilnehmern mit betrieblichen Angeboten bereits vorhanden zu sein. Alarmierend ist außerdem, dass Gruppe O angab, dass rechtliche Vorgaben wie das Durchführen von BEM-Maßnahmen trotz mehrfacher Anfrage nicht durchgeführt wurden (Anhang H).

Insgesamt zeigt der Vergleich der drei Gruppen miteinander, dass sich betriebliche Maßnahmen im Allgemeinen positiv auf die Arbeitsmotivation, Bindung, Fehlzeiten und Genesung auswirken. Mitarbeiter ohne betriebliche Angebote haben deutlich höhere Fehlzeiten, eine höhere Fluktuationsrate, sind unzufriedener und haben eine geringere Leistungsfähigkeit. All diese Faktoren haben, wie bereits in Kapitel 2 und 3 beschrieben, enorme wirtschaftliche Konsequenzen für Unternehmen und die Volkswirtschaft.

Aufgrund dieser Ergebnisse scheint es schwierig nachzuvollziehen, warum Unternehmen nach wie vor nicht genug tun, um gesundheitsfördernde Arbeitsumgebungen zu schaffen.

„Hohe Belastungen stellen auch eine erfolgreiche Aufgabenerfüllung in Frage: Leistungsschwankungen, verminderte Konzentration und Fehlhandlungen führen zu qualitativ minderwertigen Arbeitsleistungen ebenso wie zu einer verminderten Produktivität. Dauerhafter Arbeitsstress führt zu Arbeitsunzufriedenheit und Demotivation und diese stellen die Voraussetzungen für ‚innere Kündigung' und Fluktuationsabsichten dar. Es muss daher im Interesse eines Unternehmens liegen, beanspruchungsoptimierte Arbeitsplätze zu schaffen. Denn dadurch werden betriebliche Leistungsziele ebenso gefördert wie die Gesundheit der Mitarbeiter, deren Schutz nicht zuletzt das Arbeitsschutzgesetz den Unternehmen verpflichtend vorschreibt" (BAuA 2002, S. 4).

Eine Studie des DGFP (2011, S. 9) ergab vor allem „Was den Umgang mit psychischen Beanspruchungen in den Unternehmen betrifft, (...) nach Einschätzung der befragten Personalmanager vor allem bei den Führungskräften erheblichen Weiterbildungsbedarf. Schwierigkeiten, die sowohl bei den Führungskräften als auch bei den Personalabteilungen im Umgang mit psychisch beanspruchten Mitarbeitern besonders häufig auftreten, sind das fehlende Erkennen der psychischen

Beanspruchung und die Unsicherheit über das adäquate Verhalten in der jeweiligen Situation".

Dies und die nach wie vor vorhandene Tabuisierung des Themas könnten Erklärungen dafür sein, warum es Unternehmen so schwer fällt, dieses zu bearbeiten.

„Nach epidemiologischen Studien gehören psychische Erkrankungen zu den häufigsten und auch kostenintensivsten Erkrankungen" (DAK 2018, S. 19). Die damit einhergehenden wirtschaftlichen Konsequenzen für Unternehmen und die Volkswirtschaft sollten allseits bekannt sein.

Auch wenn Unternehmen sich der weichen Kennzahlen für psychische Gesundheit oft nicht bewusst sind, gehören der Einbezug der harten wie Krankenstand und Fluktuationsrate zum Tagesgeschäft. Die Frage nach dem ökonomischen Nutzen, dem so genannten Return on Investment, betrieblicher Angebote wurde mehrfach in dieser Arbeit erwähnt.

„Mit jedem investierten Euro können im Ergebnis 2,70 Euro durch reduzierte Fehlzeiten eingespart werden. Für Investitionen in den Arbeitsschutz zeigt sich ein vergleichbar positives Kosten-Nutzen-Verhältnis" (AOK 2011, S. 3).

„Doch auch wenn das Bewusstsein für die Notwendigkeit eines betrieblichen Gesundheitsmanagements inklusive Hilfe bei psychischen Belastungen vorhanden ist, wird es oft nicht verwirklicht. Vielen Unternehmen fehlt das Wissen, welche Möglichkeiten bestehen und wie sie Angebote schaffen können, die alle Bereiche abdecken. Wichtig ist auch, dass die Angebote aufeinander abgestimmt sind und richtig genutzt werden, denn was bringt beispielsweise eine Befragung der Mitarbeiter zu Beschwerden und Verbesserungsmöglichkeiten, wenn diese nicht ausgewertet werden oder die Auswertung letztlich nicht beachtet wird?" (Buehler 2010, S. 30).

Abschließend lässt sich feststellen, dass trotz der Brisanz des Themas Unternehmen und betriebliche Angebote noch am Anfang stehen. Die Befragung hat gezeigt, dass bereits viele wirksame Angebote und Konzept vorhanden sind, diese aber zu wenig genutzt werden und es noch Optimierungsbedarf an vielen Stellen gibt.

Deutlich wurde auch, dass die Bereitschaft seitens der Arbeitnehmer groß ist, betriebliche Unterstützung anzunehmen.

8.3 Kritische Betrachtung der Methode

Die Auswahl der Methode war dem Zweck der Untersuchung adäquat.

Vor allem die Anonymität, die durch eine Online-Befragung gegeben ist, ist bezüglich der sensiblen Thematik unerlässlich.

Ein weiterer Vorteil sind die gute Erreichbarkeit und die geringen Kosten dieser Befragungsart. Der Link zur Online-Befragung konnte problemlos von anderen Personen geteilt und verbreitet werden, was die Reichweite der Befragung erhöht.

Rückblickend betrachtet stellte die Gewinnung von Teilnehmern eine große Herausforderung dar.

Obwohl die Autorin 16 psychiatrische bzw. psychosomatische Kliniken und niedergelassene Psychotherapeuten für die Mitarbeit gewinnen konnte und sowohl berufliche wie private bundesweite Netzwerke nutzte, Social-Media-Aufrufe startete und Flyer verteilte, war der Rücklauf zunächst sehr gering.

Nur durch die flächendeckende und aktive Ansprache der Zielgruppe in Foren zur psychischen Gesundheit und Personalmanagement oder Fachkreisen zum Thema verbesserte sich diese.

Die Gründe hierfür sind schwierig zu ermitteln. Im Zeitraum der Befragung nahmen immer wieder Institutionen, Fachpersonal und Betroffene aktiv Kontakt zu der Autorin auf und teilten ihr Interesse und auch Dank mit, sich mit dieser Thematik zu befassen.

Vor allem Betroffene selbst suchten vermehrt den Kontakt und teilten ihre Erfahrungen aus dem Arbeitsalltag mit. Daraus kann geschlossen werden, dass die Zielgruppe Interesse an der Mitarbeit hatte und auch Institutionen und Personen, die mit psychisch Erkrankten arbeiten oder für diese Personalverantwortung tragen, motiviert waren, das Vorhaben dieser Arbeit zu unterstützen. Wieso die Rücklaufquote insgesamt dennoch vergleichsweise niedrig ausgefallen ist, kann abschließend nicht hinreichend beantwortet werden.

Kritisch zu bewerten ist die hohe non-response-Quote bzw. hohe Anzahl an falsch ausgefüllten Antwortfeldern des Items No. 2 „Zeitpunkt der Behandlung". Es gibt zwei mögliche Erklärungen hierfür, eine davon scheint ein technisches Problem zu sein.

Mehrere Teilnehmer gaben an, mit einem Iphone die Antwortfelder nicht korrekt ausfüllen zu können. Dies wurde bereits im Pretest bemerkt und sollte nach einer

Umprogrammierung der Frage behoben sein. Die Vermutung liegt nahe, dass der Fehler nicht vollständig behoben werden konnte.

Die zweite Möglichkeit ist, dass die Frage nach den Behandlungszeiträumen missverständlich aufgefasst wurde. Da großen Wert auf die Formulierung sowohl der Fragen sowie der Ausfüllanweisungen (Kap. 5.6) gelegt wurde, kann Letzteres ausgeschlossen werden.

Während der Arbeit mit der online-basierten Software Unipark zeigte sich, dass bei komplexeren Datenausgaben wie der hier nötigen Splittung in drei unabhängige Datensätze spezielle Programmierungs-Kenntnisse nötig sind.

Da diese nicht vorhanden sind, musste deshalb innerhalb des Arbeitsprozesses das Programm von Unipark auf Excel gewechselt werden. Eine intensivere Auseinandersetzung zu Beginn hätte dies verhindern können.

Insgesamt war das Nutzen der Software eine gute Wahl, die Gestaltung des Fragebogens ist nach einer kurzen Einarbeitung einfach und vor allem durch die Layout- und Filtermöglichkeiten sinnvoll für einen sehr komplexen Fragebogen wie dem hier verwendeten.

Eine weitere Herausforderung dieser Arbeit war die Überschneidung verschiedener Fachbereiche.

Das Aneignen des nötigen Expertenwissens in diesen Bereichen war sehr zeitintensiv. Schwerpunktmäßig ist diese Arbeit in den Bereichen Arbeits- und Organisationspsychologie, Personalwesen und Psychologie anzusiedeln.

Da im Studiengang Sozialmanagement die ersten drei Themen mit zu den Lehrveranstaltungen zählen, war zwar ein Basiswissen vorhanden, dies musste aber erweitert werden.

Im Bereich der Psychologie mussten vor allem empirische Vorgehensweise, das Nutzen von psychologischen Verfahren und Fachtermini erworben werden.

Gleichermaßen schwierig war die notwendige Einarbeitung in die Datenschutz-Grundverordnung (DGSVO), die im Mai dieses Jahres in Kraft getreten ist. Befragungen sind von dieser auch betroffen, weshalb ein speziell auf diese Online-Befragung zugeschnittenes Datenschutzkonzept (Anhang B) erstellt werden musste.

8.4 Begrenzungen dieser Arbeit

Die vorliegende Arbeit beschäftigt sich mit dem Vergleich interner und externer Beratungsleistungen hinsichtlich der psychischen Gesundheit in Unternehmen.

Der Fokus der dazu durchgeführten Online-Befragung liegt auf der Erfassung der angebotenen Maßnahmen und deren Auswirkung auf die Arbeitnehmer.

Als Dimensionen wurden fünf Bereiche auf Grundlage gängiger Kennzahlen des BGM definiert, anhand derer der Erfolg und die Wirksamkeit überprüft wurde. Diese Arbeit geht davon aus, dass Arbeitsschutzrichtlinien wie das Durchführen einer psychischen Gefährdungsbeurteilung, die Sicherheit am Arbeitsplatz und BEM bereits in allen Unternehmen umgesetzt werden. Daher werden diese in keiner Weise vom Fragebogen erfasst.

Durch die verhältnismäßig kleine Stichprobe der Gruppe E und I, können hier keine allgemeingültigen Antworten gegeben werden. Die Empfehlung an die weitere Forschung wäre demnach, eine vergleichende Studie mit einer größeren Stichprobe durchzuführen.

Eine Studie des DGFP fand heraus, „dass in den Unternehmen, die angeben, psychisch beanspruchte Mitarbeiter mit auffälligem Arbeitsverhalten zu haben, man diese am häufigsten im Marketing/Vertrieb, in der Produktion und im Kundencenter/Service vorfindet. Die Mehrheit der Befragten berichtet von einer Betroffenheit der Gruppe der Angestellten sowie der unteren und mittleren Führungsebene. Angelernte Kräfte und Facharbeiter sind in Produktionsunternehmen häufiger betroffen als in Dienstleistungsunternehmen" (DGFP 2011, S. 5).

Interessant wäre ein Vergleich zwischen einzelnen Branchen gewesen, um eine mögliche Korrelation zu untersuchen. Aufgrund der geringen Erhebung von demographischen Daten zu Gunsten der Anonymität wurden jedoch keine näheren Informationen zu Beruf oder Branche erhoben.

Die Erhebung beschränkt sich außerdem auf Personen mit diagnostizierter psychischer Erkrankung. Die Personen, die vorübergehend unter Symptomen leiden, denen ebenfalls psychische Ursachen zugrunde liegen, werden also nicht erfasst. Symptome „wie dauernde Müdigkeit, Kopfschmerzen, Erschöpfung, Verspannungen und Schlafstörungen können psychische Ursachen haben. Diese Symptome werden allerdings oft verharmlost oder nur ungern psychischen Ursachen zugeordnet" (Buehler 2010, S. 30).

Diese Personen sind genauso betroffen und auf die Unterstützung des Unternehmens angewiesen, werden jedoch in dieser Befragung nicht erfasst.

8.5 Weiterführende Gedanken und Empfehlungen

Vergleicht man nun die beiden Gruppen mit betrieblicher Unterstützung hinsichtlich der psychischen Gesundheit mit der ohne solche Maßnahmen, kann daraus abgeleitet werden, dass betriebliche Beratung einen deutlich positiven Effekt auf Mitarbeiter und Unternehmen hat.

So zeigen Mitarbeiter ohne betriebliche Beratung eine geringere Bindung an ihr Unternehmen (Abb. 15). Das geht einher mit hoher Fluktuation, Verlust von Humankapital und hohen Wiederbeschaffungskosten.

Auch ist der Krankenstand auffallend hoch, im Vergleich zu Gruppe I eine um beinahe 100 % höhere Ausfallquote (Abb. 17).

Gruppe O fühlt sich insgesamt nicht unterstützt, allein gelassen oder unter Druck gesetzt durch den Arbeitgeber (s. Abb. 19).

Die vorliegende Arbeit hat die Wirksamkeit betrieblicher Angebote deutlich belegt. Zusammengeführt mit den Erkenntnissen aus der Literatur kann abschließend festgehalten werden, dass es sich sowohl für Unternehmen sowie Betroffene und die Volkswirtschaft bezahlt macht, diese zu integrieren und zu nutzen.

Dass dieses Potenzial bislang zu wenig genutzt wird, lässt vermuten, dass nach wie vor nicht genügend Bewusstsein für die soziale und wirtschaftliche Verantwortung hinsichtlich der Thematik vorhanden ist.

Das Bewusstsein der Unternehmen und Öffentlichkeit hinsichtlich dieser Thematik und ihrer sozialen sowie ökonomischen Verantwortung muss weiter geschärft werden. Der Einfluss des Arbeitgebers während einer psychischen Erkrankung ist da und sollte nicht weiter als lästige Verpflichtung, sondern als Ressource gesehen werden. Ziel sollte sein, mithilfe umfassender, individueller und bedarfsgerechter interner oder externer Beratung Mitarbeiter zu unterstützen und sie so dem Arbeitsmarkt zu erhalten.

Hohe Arbeitsmotivation, Leistungsbereitschaft, zufriedene Mitarbeiter, gutes Arbeitsklima, geringe Fehlerquoten und Erhalt von Humankapital sind die positive Folge daraus, was sich vor allem wirtschaftlich auszahlt.

Es benötigt Spezialisten, die sich dieser Thematik annehmen und vorhandene Konzepte weiterentwickeln und optimieren. Ziel sollte es aus fachlicher Sicht sein, individuelle, bedarfsgerechte Angebote für jegliche Unternehmen anbieten zu können. Vor allem kleine und mittelständische Unternehmen mit geringem Budget könnten davon profitieren.

Weitere Forschung sollte sich vertiefend mit der in dieser Studie begonnenen Betrachtung auseinandersetzten. Arbeitsbelastungen und Veränderungen der Arbeitswelt (Digitalisierung, Industrie 4.0 etc.) wurden hinreichend untersucht, der Fokus sollte nun auf die wechselseitige Beziehung von Unternehmen und psychischer Gesundheit gelegt werden. Psychische Erkrankungen werden durch deutlich mehr Faktoren als Stressoren und eine veränderte Arbeitswelt beeinflusst (vgl Kap. 2.2).

Eine spezifischere Betrachtung der in dieser Befragung definierten fünf Dimensionen mit einer größeren Stichprobe wäre sinnvoll.

Um vor allem Unternehmen von der Wirksamkeit betrieblicher Beratung zu überzeugen, benötigt es Fakten. Ergänzend sollten deswegen vor allem Langzeitstudien durchgeführt werden, die den Langzeiterfolg messen.

9 Fazit und Ausblick

Die Zahl der psychischen Erkrankungen in Deutschland nimmt stetig zu. Abnehmende Arbeitsleistung, Produktionsausfälle, erhöhte Arbeitsunfälle, hohe Krankenstände und Fluktuation sind nur einige der Folgen von psychisch erkrankten Erwerbstätigen für Unternehmen. Diese Faktoren haben einen großen ökonomischen Einfluss auf Unternehmen und die Volkswirtschaft.

Psychische Erkrankungen sind schon lange kein Thema mehr, das nur den Erkrankten selbst betrifft. Auch Unternehmen kommen an einer Auseinandersetzung mit ihm nicht mehr vorbei.

Ziel dieser Masterarbeit war es, vorhandene interne und externe betriebliche Beratungsangebote zum Thema psychische Gesundheit in Unternehmen miteinander zu vergleichen.

Anhand einer bundesweiten Online-Befragung erwerbstätiger Personen mit diagnostizierter psychischer Erkrankung konnte die Forschungsfrage: „Was sind Stärken und Schwächen einer externen betrieblichen Beratung im Gegensatz zu einer internen betrieblichen Beratung zum Thema psychische Gesundheit im Unternehmen?" beantwortet werden.

Zwei der fünf Unterhypothesen konnten eindeutig bestätigt werden, eine wurde widerlegt und zwei konnten aufgrund widersprüchlicher Ergebnisse weder eindeutig bestätigt noch widerlegt werden.

Die Ergebnisse zeigen, dass externe Beratungsangebote deutliche Unterschiede zu internen Beratungsangeboten aufweisen. Es konnten Stärken und Schwächen lokalisiert und die Forschungsfrage damit beantwortet werden.

Eine erhöhte Arbeitsmotivation und hohes Bindungsverhalten an das Unternehmen zählen zu den Stärken der externen Beratung.

Von den Befragten als positiv gewertet wird die hohe Fachkompetenz vielfältige Angebote und ganzheitliche, nachhaltige Konzepte.

Zu den Schwächen zählt eine erschwerte Erreichbarkeit der externen Beratung.

Außerdem ergab die Befragung, dass nur eine geringe Anzahl der Angebote auch genutzt werden. Die Rückkehr zum alten Stellenumfang bzw. zur früheren Arbeitsleistung fällt außerdem geringer aus.

Im Gegensatz hierzu zeigte sich, dass eine höhere Anzahl interner Beratungsangebote in Anspruch genommen wird. Die gute Erreichbarkeit und der persönliche Kontakt zur internen Beratung sind positive Merkmale dieser.

Zudem ergab die Befragung, dass ein Effekt der internen Beratung das Erreichen der vollen Leistungsfähigkeit nach der psychischen Erkrankung ist.

Die Schwächen der internen Beratung liegen bei der Umsetzung von ganzheitlichen Konzepten, Arbeitskollegen oder Teams werden nicht genügend einbezogen.

Aufgrund der geringen Stichprobe der Befragten der externen und internen Beratung wurden ergänzend diese beiden mit der Kontrollgruppe verglichen.

Als Schwäche beider Beratungen zeigte sich, dass sie wenig soziale Unterstützung leisten. Indikatoren dafür waren: gute Zusammenarbeit, Kommunikation und Wertschätzung. Die Ergebnisse fielen hier homogen aus. Sie unterschieden sich nicht wesentlich von den Ergebnissen der Kontrollgruppe.

Als Stärke zeigte sich in dieser Betrachtung deutlich der positive Einfluss auf Fehlzeiten und Fluktuation. Die Kontrollgruppe wies wesentlich höhere Fehlzeiten auf und auch ein schlechteres Bindungsverhalten.

Insgesamt ist die Leistungsfähigkeit der Kontrollgruppe deutlich geringer. Die Ergebnisse zeigen klar, dass der Stellenumfang hier nach einer psychischen Erkrankung geringer ausfällt als bei den beiden anderen. Die betriebliche Beratung hat demnach einen positiven Einfluss auf die Leistungsfähigkeit der betroffenen Mitarbeiter.

Die Befragung zeigte außerdem deutlich, dass im Bereich der Arbeitsplatzbedingungen nach wie vor große Defizite vorhanden sind. Maßnahmen zur Entlastung wie Anpassung des Stellenumfangs und Arbeitspensums während der psychischen Erkrankung werden zu wenig umgesetzt. Vor allem die externe Beratung hat hier Nachholbedarf. Beim Thema Arbeitsplatzsicherheit zeigten sich bei der internen Beratung deutliche Schwächen.

Auch hier zeigte sich jedoch im Vergleich zur Kontrollgruppe, dass die Arbeitsplatzbedingungen der Gruppen mit externer und interner Beratung insgesamt weitaus förderlicher für die psychische Gesundheit sind.

Die Ergebnisse der Befragung haben demnach deutlich die Stärken und Schwächen von externer und interner betrieblicher Beratung aufgezeigt. Zudem wurden die Wirksamkeit und Bedeutung dieser für die psychische Gesundheit in Unternehmen deutlich.

Das Thema psychische Gesundheit in Unternehmen ist komplex, mit der Forschungsfrage dieser Masterarbeit und den daraus resultierenden Erkenntnissen, ist ein kleiner Teil betrachtet worden.

Wie bereits erwähnt, liegt der gegenwärtige Fokus der Forschung auf der Entstehung von psychischen Belastungen, aus denen dann Erkrankungen resultieren.

Da diese jedoch durch deutlich mehr Faktoren als die in dieser Arbeit aufgeführten beeinflusst werden, ist diese Betrachtung aus Sicht der Autorin zu einseitig.

Die Befragung hat gezeigt, dass bereits betroffene Arbeitnehmer dringend Unterstützung seitens der Unternehmen benötigen. Wie diese sekundäre und tertiäre Prävention sinnvoll in Form von betrieblicher Beratung geleistet werden kann, sollte mehr in den Fokus rücken.

Daran anschließend ist es für einen ganzheitlichen und nachhaltigen Umgang mit psychischer Gesundheit wichtig, auch die primäre Prävention zu integrieren.

Daher ist eine Empfehlung dieser Masterarbeit, den Fokus der weiteren Forschung auf den in dieser Studie betrachteten Einfluss betrieblicher Angebote auf psychische Erkrankungen zu legen.

Interessant wäre es, diese noch spezifischer zu betrachten. Wie immer wieder erwähnt, haben die fünf Dimensionen Arbeitsmotivation, Fehlzeiten, Bindung, Einfluss und soziale Unterstützung großen Einfluss auf den Verlauf einer psychischen Erkrankung.

Eine einzelne Betrachtung, wie diese durch betriebliche Beratung beeinflusst werden können und welche Maßnahmen die größte Wirksamkeit haben, wäre interessant.

Des Weiteren ist es wichtig, die Nachhaltigkeit der betrieblichen Angebote zu betrachten. Vor allem Unternehmen müssen weiter davon überzeugt werden, in die psychische Gesundheit ihrer Mitarbeiter zu investieren. Dies wird nur gelingen, wenn diese von der Wirksamkeit ihrer Investition überzeugt sind. Langzeitstudien, die den Erfolg der betrieblichen Beratung auf die psychische Gesundheit erheben, sind daher sinnvoll.

Die Arbeit hat die Wirksamkeit sowohl externer als auch interner betrieblicher Beratung belegt. Gezeigt hat sie aber auch, dass vor allem in den Bereichen soziale Unterstützung und Arbeitsplatzanpassungen noch große Defizite bestehen.

Weitere Forschung könnte sich auf diese Bereiche fokussieren und dazu beitragen, dass betriebliche Beratung noch effizienter und erfolgreicher wird.

Abschließend lässt sich festhalten, dass im Thema psychische Gesundheit in Unternehmen noch viel ungenutztes Potenzial steckt. Weitere Forschung in diesem Bereich, Optimierung von betrieblichen Angeboten und eine allgemein erhöhte Sensibilität in der Gesellschaft können dazu beitragen, dass dieses Potenzial, in Zukunft optimal genutzt wird.

Literaturverzeichnis

Gedruckte Quellen

Badura et al. (Hg.) (2015): Fehlzeiten- Report 2015. Neue Wege für mehr Gesundheit- Qualitätsstandards für ein zielgruppenspezifisches Gesundheitsmanagement. Zahlen, Daten, Analysen aus allen Branchen der Wirtschaft. Unter Mitarbeit von Bernhard Badura, Antje Ducki, Helmut Schröder, Joachim Klose und Markus Meyer. 1. Aufl.: Springer Medizin.

Bastine, Reiner (1998): Grundlegung der allgemeinen klinischen Psychologie. 3., vollst. überarb. und erw. Aufl. Stuttgart: Kohlhammer (Kohlhammer-Standards Psychologie, Bd. 1).

Brosius, Hans-Bernd; Haas, Alexander; Koschel, Friederike (2016): Methoden der empirischen Kommunikationsforschung. Eine Einführung. 7., überarb. Aufl. Wiesbaden: VS Verlag für Sozialwissenschaften (Lehrbuch).

Csikszentmihalyi, Mihaly (2003): Kreativität. Wie Sie das Unmögliche schaffen und Ihre Grenzen überwinden. 6. Aufl. Stuttgart: Klett-Cotta.

Demerouti, Evangelia; Glaser, Jürgen; Herbig, Britta; Hofmann, Axel; Nachreiner, Friedhelm; Packebusch, Lutz; Seiler, Kai (Hg.) (2012): Psychische Belastung und Beanspruchung am Arbeitsplatz. Inklusive DIN EN ISO 10075-1 bis -3. Unter Mitarbeit von Andrea Fergen. Deutsches Institut für Normung. 1. Auflage. Berlin, Wien, Zürich: Beuth Verlag GmbH (Forum Arbeitsschutz).

Esslinger, Adelheid Susanne (Hg.) (2010): Betriebliches Gesundheitsmanagement. Mit gesunden Mitarbeitern zu unternehmerischem Erfolg. 1. Aufl. Wiesbaden: Gabler.

Fischer, Sebastian; Diedrich, Laura; Rössler, Wulf (2015): Gesundheit im Unternehmen. Psychosoziale Ressourcen erhalten, Potenziale entwickeln. s.l.: W. Kohlhammer Verlag.

Flamholtz, Eric (1999): Human resource accounting. Advances in concepts, methods, and applications. 3. ed. Boston: Kluwer Acad. Publ.

Geißendörfer, Jürgen; Höhn, Annika (2007): BASICS Medizinische Psychologie und Soziologie. 1. Aufl.: Urban& Fischer Verlag.

Hollenberg, Stefan (2016): Fragebögen. Fundierte Konstruktion, sachgerechte Anwendung und aussagekräftige Auswertung. 1. Aufl. Wiesbaden: Springer VS (Essentials).

Jacobi, Frank; Harfst, Tobi (2014): Zum Behandlungsbedarf an klinisch- psychologischen Interventionen. In: *Report Psychologie*.

Kals, Elisabeth (2006): Arbeits- und Organisationspsychologie. Workbook. 1. Aufl. Weinheim: Beltz, PVU.

Mayring, Philipp (2008): Einführung in die qualitative Sozialforschung. Eine Anleitung zu qualitativem Denken. 5. Aufl. Weinheim, Basel: Beltz (Beltz Studium).

Petersen, Thomas (2014): Der Fragebogen in der Sozialforschung. 1. Aufl. Konstanz, München: UVK Verlagsgesellschaft (UTB, 4129).

Porst, Rolf (2011): Fragebogen. Ein Arbeitsbuch. 3. Aufl.: Springer Verlag.

Raab-Steiner, Elisabeth; Benesch, Michael (2018): Der Fragebogen. Von der Forschungsidee zur SPSS-Auswertung. 5., aktualisierte und überarbeitete Auflage. Wien: facultas (utb Schlüsselkompetenzen, 8406).

Storm, Andreas; Marschall, Jörg; Hildebrandt-Heene, Susanne; Sydow, Hanna; Nolting, Hans-Dieter (Hg.) (2017): Update. Schlafstörungen. Unter Mitarbeit von Elena Burgart und Tobias Woköck. Heidelberg: medhochzwei Verlag GmbH (Beiträge zur Gesundheitsökonomie und Versorgungsforschung, Band 16), zuletzt geprüft am 24.11.2018.

Techniker, Die (2018): Gesundheitsreport 2018 Arbeitsunfähigkeiten, zuletzt geprüft am 24.11.2018.

Theobald, Axel; Dreyer, Marcus; Starsetzki, Thomas (2001): Online-Marktforschung: Theoretische Grundlagen und praktische Erfahrungen. 1. Aufl.: Gabler Verlag.

Wiessmann, Fritzi (2016): Psychische Belastungen am Arbeitsplatz. Handlungsansätze für die Personalarbeit. 1. Aufl. Hg. v. Andreas Gourmelon. Heidelberg, Neckar: Rehm Verlag; rehm (PöS - Personalmanagement im öffentlichen Sektor, Band 13).

Online Quellen

AOK (2011): Das macht sich bezahlt 2011. Online verfügbar unter https://www.aok-business.de/fileadmin/bgf_fileadmin/bgfonline/downloads/pdf/Das-macht-sich-bezahlt-2011.pdf, zuletzt geprüft am 11.12.2018.

BAuA (2002): Mitarbeiterorientiertes Führen und soziale Unterstützung am Arbeitsplatz. Online verfügbar unter https://www.baua.de/DE/Angebote/Publikationen/Berichte/Gd5.pdf?__blob=publicationFile, zuletzt geprüft am 03.12.2018.

BAuA (2016): Kosten der Arbeitsunfähigkeit. Online verfügbar unter https://www.baua.de/DE/Themen/Arbeitswelt-und-Arbeitsschutz-im-Wandel/Arbeitsweltberichterstattung/Kosten-der-AU/Kosten-der-Arbeitsunfaehigkeit_node.html, zuletzt geprüft am 02.12.2018.

Buehler, Joachim (2010): Gesunde Mitarbeiter kosten Geld- kranke ein Vermögen. Online verfügbar unter https://www.dgfp.de/hr-wiki/Gesunde_Mitarbeiter_kosten_Geld_-_kranke_ein_Verm%C3%B6gen.pdf, zuletzt geprüft am 02.12.2018.

Bundesministerium für Arbeit und Soziales (2016): Psychische Gesundheit im Betrieb. Online verfügbar unter https://www.bmas.de/SharedDocs/Downloads/DE/PDF-Publikationen/a450-psychische-gesundheit-im-betrieb.pdf?__blob=publicationFile&v=5, zuletzt geprüft am 05.12.2018.

Bundesministerium für Gesundheit (2015a): Prävention. Online verfügbar unter https://www.bundesgesundheitsministerium.de/service/begriffe-von-a-z/p/praevention.html, zuletzt aktualisiert am 05.10.2015, zuletzt geprüft am 15.11.2018.

Bundesministerium für Gesundheit (2015b): Seelische Gesundheit. Online verfügbar unter https://www.bundesgesundheitsministerium.de/service/begriffe-von-a-z/s/seelische-gesundheit.html, zuletzt aktualisiert am 03.05.2015, zuletzt geprüft am 05.12.2018.

Bundesministerium für Gesundheit (2016): Binge Eating Disorder. Online verfügbar unter https://www.bundesgesundheitsministerium.de/themen/praevention/gesundheitsgefahren/essstoerungen/formen/binge-eating-disorder.html, zuletzt aktualisiert am 26.09.2016, zuletzt geprüft am 26.11.2018.

DAK (2018): Gesundheitsreport 2018. Online verfügbar unter https://www.dak.de/dak/download/gesundheitsreport-2018-1970840.pdf, zuletzt geprüft am 28.11.2018.

Der Gesundheitsplan (2018): BGM und BGF. Online verfügbar unter http://www.der-gesundheitsplan.de/richtig-planen/bgm-und-bgf.html, zuletzt geprüft am 28.11.2018.

Deutsche Traumastiftung (2017): Traumata. DeutscheTraumastiftung. Online verfügbar unter https://www.deutsche-traumastiftung.de/traumata/?gclid=CjwKCAiA0O7fBRASEiwAYI9QArduba_J72F-GwuHrwF75bImATELn88sb3k9lyr77HtEEmU3dQ7dphoCtegQAvD_BwE, zuletzt geprüft am 26.11.2018.

DGFP (2011): Psychische Beanspruchung von Mitarbeitern und Führungskräften. Online verfügbar unter https://www.dgfp.de/fileadmin/user_upload/DGFP_e.V/Medien/Publikationen/Praxispapiere/201102_Praxisipapier_studie-psychische-beanspruchung.pdf, zuletzt geprüft am 02.12.2018.

DGPPN (2014): DGPPN-Studie_KURZ_Gefährdungsbeurteilung. Online verfügbar unter https://www.dgppn.de/_Resources/Persistent/e26c32136d13c2ac6bc4339a1fad48e7c3910439/2014-07-10-DGPPN-Studie_KURZ_Gef%C3%A4hrdungsbeurteilung-WEB.pdf, zuletzt geprüft am 28.11.2018.

Ebing, Jens (2014): Darstellung des aktuellen Forschungsstandes zur Wirksamkeit von EAP-Maßnahmen. Online verfügbar unter http://dg-pg.de/_wordpress/wp-content/uploads/2017/07/metaanalyse-eap.pdf, zuletzt geprüft am 04.12.2018.

Elbing, Eberhard (2014): Beratung. Hg. v. Spektrum Verlag. Online verfügbar unter https://www.spektrum.de/lexikon/psychologie/beratung/2133, zuletzt aktualisiert am 04.12.2014, zuletzt geprüft am 03.12.2018.

Faust, Prof. Dr. med. Volker (2018). Anpassungsstörungen- Reaktionen auf belastende Lebensereignisse. Online verfügbar unter http://www.psychosoziale-gesundheit.net/pdf/anpassungstoerung_faust.pdf, zuletzt geprüft am 26.11.2018.

Gruenderszene (2018): Generation Y Definition. Online verfügbar unter https://www.gruenderszene.de/lexikon/begriffe/generation-y?interstitial, zuletzt geprüft am 04.12.2018.

GRÜNBUCH (2005): Grünbuch- die psychische Gesundheit der Bevölkerung verbessern – Entwicklung einer Strategie für die Förderung der psychischen Gesundheit in der Europäischen Union. Online verfügbar unter http://ec.europa.eu/health/ph_determinants/life_style/mental/green_paper/mental_gp_de.pdf, zuletzt geprüft am 26.11.2018.

Jacobi, Franc (2009): Nehmen psychische Störungen zu? In: *Report Psychologie*. Online verfügbar unter http://www.jugendsozialarbeit.de/media/raw/jacobireportpsychologie2009.pdf, zuletzt geprüft am 24.11.2018.

Kump, Barbara (2014): Gut gebunden? Unterschiedliche Arten von Commitment zum Unternehmen. Online verfügbar unter https://www.wissensdialoge.de/commitment/, zuletzt aktualisiert am 10.06.2014, zuletzt geprüft am 15.11.2018.

Meine Gesundheit, Online (o. J.): ICD-10 Diagnose | Meine Gesundheit. Online verfügbar unter https://www.meine-gesundheit.de/krankheit/icd-diagnose, zuletzt geprüft am 11.12.2018.

Neuy-Bartmann, Astrid (2013): ADHS-Deutschland - ADHS im Erwachsenenalter. Online verfügbar unter http://www.adhs-deutschland.de/Home/ADHS/Erwachsene/ADHS-im-Erwachsenenalter.aspx, zuletzt geprüft am 26.11.2018.

PsyGA (2016): Gesunde Mitarbeiter – gesundes Unternehmen – Eine Handlungshilfe für das Betriebliche Gesundheitsmanagement. Hg. v. Initiative Neue Qualität der Arbeit. Online verfügbar unter file:///C:/Users/abcde/Desktop/MA%20Sozialmanagement/Thesis/Literatur/Psyche/psyGA_Handlungshilfe_BGM.pdf, zuletzt geprüft am 30.11.2018.

Robert Koch-Institut (2010): Daten und Fakten: Ergebnisse der Studie "Gesundheit in Deutschland aktuell 2010". Online verfügbar unter https://www.rki.de/DE/Content/Gesundheitsmonitoring/Gesundheitsberichterstattung/GBEDownloadsB/Geda2010/kapitel_psych_gesundheit.pdf?__blob=publicationFile, zuletzt geprüft am 26.11.2018.

Stangl, W. (2018a): Komorbidität. Hg. v. Lexikon Stangl. Online verfügbar unter http://lexikon.stangl.eu/9654/komorbiditat/, zuletzt geprüft am 02.12.2018.

Stangl, W. (2018b): Soziale Erwünschtheit. Hg. v. Online Lexikon für Psychologie und Pädagogik. Online verfügbar unter http://lexikon.stangl.eu/1807/soziale-erwuenschtheit/, zuletzt geprüft am 27.10.2018.

UNIPARK & QuestBack (2018a): Datenschutz. Unipark ist der sichere Hafen für Deine Umfragedaten. Hg. v. UNIPARK & QuestBack. Online verfügbar unter https://www.unipark.com/datenschutz/, zuletzt aktualisiert am 2018, zuletzt geprüft am 19.10.2018.

UNIPARK & QuestBack (2018b): Responsive Design. Umfragen auf dem Smartphone. Hg. v. UNIPARK & QuestBack. Online verfügbar unter https://www.unipark.com/responsives-design/, zuletzt aktualisiert am 2018, zuletzt geprüft am 19.10.2018.

UNIPARK & QuestBack (2018c): Verschiedene Fragetypen. Du hast die Qual der Wahl. Hg. v. UNIPARK & QuestBack. Online verfügbar unter https://www.unipark.com/fragetypen/, zuletzt aktualisiert am 2018, zuletzt geprüft am 19.10.2018.

Walle, Oliver (2018): Erfolge im betrieblichen Gesundheitsmanagement messbar mit 4 Kennzahlen im BGM. Haufe. Online verfügbar unter https://www.haufe.de/personal/haufe-personal-office-platin/erfolge-im-betrieblichen-gesundheitsmanagement-messbar-m-4-kennzahlen-im-bgm_idesk_PI42323_HI3591394.html, zuletzt geprüft am 11.12.2018.

Weltgesundheitsorganisation, Regionalbüro für Europa (2018): Faktenblatt-Psychische Gesundheit. WHO-Regionalkomitee für Europa – 63. Tagung. Online verfügbar unter http://www.euro.who.int/__data/assets/pdf_file/0012/216210/RC63-Fact-sheet-MNH-Ger.pdf?ua=1, zuletzt geprüft am 25.11.2018

Anhang

Vorarbeiten

Anhang A DGSVO- Konzept

Datenschutzkonzept für die Online- Befragung „Der Umgang von Unternehmen mit psychisch erkrankten Mitarbeitern" nach den Vorgaben der DSGVO

Das Datenschutzkonzept wurde auf der Grundlage, der Musterdatenschutzerklärung von Professor Dr. Thomas Hoeren zusammen mit Mitarbeitern der Forschungsstelle Recht des DFN-Vereins entwickelt (unter anderem Johannes Baur und Charlotte Röttgen) erstellt.

Name und Anschrift des Verantwortlichen

Der Verantwortliche im Sinne der Datenschutz-Grundverordnung und anderer nationaler Datenschutzgesetze der Mitgliedsstaaten sowie sonstiger datenschutzrechtlicher Bestimmungen sind:

Hannah Klein

Merzhauser Str. 82

79100 Freiburg i. Br.

hannahklein@stud.eh-freiburg.de

Name und Anschrift des Datenschutzbeauftragten

Der Datenschutzbeauftragte des Verantwortlichen ist:

s. o.

Allgemeines zur Datenverarbeitung

Umfang der Verarbeitung personenbezogener Daten

Der Umfang der Daten beschränkt sich auf die freiwillige Abgabe der Befragung. Darüber hinaus werden keinerlei Daten erhoben.

Folgende personenbezogenen Daten werden erfragt, alle Angaben sind dabei freiwillig: Geschlecht, Alterseingrenzung, Berufstätigkeit, aktuelles und früheres Wohlbefinden in Bezug auf die Arbeitsstelle, ärztliche Diagnose in Bezug auf eine psychische Erkrankung, Dauer der psychischen Erkrankung

Rechtsgrundlage für die Verarbeitung personenbezogener Daten

Die Verarbeitung der personenbezogenen Daten, erfolgt auf der Rechtsgrundlage des Art.6 DSGVO.

Verarbeitung besonderer Kategorien personenbezogener Daten, Art. 9 DSGVO

Personenbezogene Daten werden auf Grundlage des § 22 BDSG, unter Einwilligung und anonymisiert erhoben.

Zweck der Datenverarbeitung

Die Online- Befragung und die damit verbundene Erhebung der Daten erfolgt im Rahmen einer Masterthesis, im Studiengang Sozialmanagement an der Ev. Hochschule Freiburg.

Zweck der Befragung ist herauszufinden, was Stärken und Schwächen einer betrieblichen Beratung im Umgang mit psychisch erkrankten Mitarbeitern sind Die Erfahrung und Meinung, von betroffenen psychisch erkrankten Mitarbeitern, soll Auskunft über das tatsächliche Erleben und die Wirksamkeit von betrieblichen Maßnahmen zur psychischen Gesundheit geben.

Datenlöschung und Speicherdauer

Die personenbezogenen Daten der Befragten werden gelöscht, sobald der Zweck der Speicherung entfällt. Die Löschung der Daten erfolgt, sobald das Masterkolloquium abgeschlossen ist. Voraussichtlich wäre dies der 28.02.2019. Bei einer unvorhergesehenen Verzögerung gilt der nächstmögliche Zeitpunkt, an dem das Kolloquium abgehalten wird. Spätestens am darauffolgenden Werktag erfolgt die Löschung der Daten.

Widerspruchs- und Beseitigungsmöglichkeit

Die Erfassung der Daten im Rahmen der Befragung erfolgt gänzlich anonym. Eine Rückverfolgung der Datensätze zu einzelnen Personen ist laut dem Betreiber Unipark ausgeschlossen. Es besteht folglich seitens des Befragten keine Widerspruchsmöglichkeit, da die Daten nicht mehr zugeordnet werden können.

Anhang B DSGVO- Einwilligungserklärung

Einwilligungserklärung gemäß DSGVO für eine Befragung zum Thema,"der Umgang von Arbeitgebern mit psychisch erkrankten Mitarbeitern".

Warum erheben und verarbeiten wir Ihre Daten

Die Online- Befragung und die damit verbundene Erhebung der Daten erfolgt im Rahmen einer Masterthesis, im Studiengang Sozialmanagement an der Ev. Hochschule Freiburg.

Zweck der Befragung ist herauszufinden, was Stärken und Schwächen einer betrieblichen Beratung im Umgang mit psychisch erkrankten Mitarbeitern sind Die Erfahrung und Meinung, von betroffenen psychisch erkrankten Mitarbeitern, soll Auskunft über das tatsächliche Erleben und die Wirksamkeit von betrieblichen Maßnahmen zur psychischen Gesundheit geben.

Die Teilnahme an dieser Umfrage ist ohne die Nennung Ihres Namens möglich. Eine Registrierung ist für die Teilnahme nicht erforderlich. Es besteht keine Möglichkeit einen Rückschluss auf Ihre Person aus den erfragten Daten zu beziehen.

Wie können Sie uns kontaktieren

Die Verarbeitung der Daten wird durch Hannah Klein, Masterstudentin an der Ev. Hochschule Freiburg, durchgeführt.

Bei Fragen können Sie mich gerne per E-Mail unter hannahklein@stud.eh-freiburg.de kontaktieren.

Wenn Sie mehr Information über die Verarbeitung Ihrer personenbezogenen Daten wünschen, bitte auf <u>folgenden Link</u> klicken.

☐ Ich stimme zu, dass meine personenbezogenen Daten gemäß den hier aufgeführten Angaben verarbeitet werden.

<u>Ich möchte nicht teilnehmen</u>

Weitere Information zur Datenverarbeitung

Wie lange werden die personenbezogenen Daten verarbeitet

12 Monat(e)

Was für personenbezogenen Daten werden erfasst und verarbeitet

Folgende personenbezogenen Daten werden erfragt, alle Angaben sind dabei freiwillig: Geschlecht, Alterseingrenzung, Berufstätigkeit, aktuelles und früheres Wohlbefinden in Bezug auf die Arbeitsstelle

Welche besondere Kategorien personenbezogener Daten werden erfasst und verarbeitet

Daten zur psychischen Gesundheit

Gesetzliche Grundlage für die Verarbeitung

Die Verarbeitung der personenbezogenen Daten, erfolgt auf der Rechtsgrundlage des Art.6 DSGVO.

Information über das Recht, die Zustimmung zu widerrufen

Die Erfassung der Daten im Rahmen der Befragung erfolgt gänzlich anonym. Eine Rückverfolgung der Datensätze zu einzelnen Personen ist ausgeschlossen. Es besteht folglich seitens des Befragten keine Widerspruchsmöglichkeit, da die Daten nicht mehr zugeordnet werden können.

Anhang C Rekrutierung der Teilnehmer

Anschreiben Kliniken, Psychotherapeuten, Selbsthilfegruppen

Sehr geehrte Damen und Herren, laut Psychotherapeutenkammer fehlen Arbeitnehmer heute aufgrund psychisch bedingter Arbeitsunfähigkeit so häufig wie niemals zuvor (2013).

Diese sind im Vergleich zu anderen Krankheitsbildern länger krankgeschrieben, werden im Schnitt mit 50 Jahren frühverrentet und sind insgesamt weniger leistungsfähig.

Ich beschäftige mich im Rahmen meiner Masterthesis an der Ev. Hochschule Freiburg im Studiengang Sozialmanagement, mit der Frage, welchen Einfluss Unternehmen auf diese Entwicklung haben. Hierfür führe ich eine bundesweite Online-Befragung durch.

Ziel der Online- Befragung ist es, betriebliche Maßnahmen zur psychischen Gesundheit zu optimieren, sodass Unternehmen ihre Mitarbeiter effektiver unterstützen können. Ich möchte herauszufinden welche betrieblichen Maßnahmen, den betroffenen Arbeitnehmern tatsächlich helfen und wie Konzepte angepasst und verbessert werden können.

Da ich als Sozialpädagogin, viele Jahre mit Menschen mit psychischer Erkrankung gearbeitet habe, ist es mir wichtig Betroffene selbst zu befragen und deren Wissen und Erfahrungen zu ermitteln.

Viele Unternehmen, bemühen sich mittlerweile sehr, Mitarbeiter gesund zu halten und bei psychischen Erkrankungen, deren Genesung, zu unterstützen.

Ziel dieser Befragung ist es herauszufinden, welche Maßnahmen und Angebote wirksam sind und wo noch Handlungsbedarf besteht.

Die Optimierung von Maßnahmen und Konzepten im Bereich der psychischen Gesundheit steht dabei im Vordergrund.

Unter folgendem Link gelangen sie zu der Online- Befragung

ww2.unipark.de/uc/psychische_Gesundheit/

oder scannen Sie einfach den QR- Code

Die Befragung ist absolut vertraulich, es können keine Rückschlüsse zur Person oder dem Unternehmen gezogen werden. Die Bearbeitungsdauer beträgt max. 12 Minuten.

Ich sende Ihnen eine PDF Datei mit den Inhalten des Fragebogens, sowie einen Flyer zum Aushang.

Ich würde mich sehr freuen, wenn Sie diese an ihre Patienten weiterleiten könnten und meine Arbeit in diesem Bereich unterstützen würden.

Bei Rückfragen oder einem Interesse an den Ergebnissen, stehe ich Ihnen gerne zur Verfügung.

Vielen Dank für Ihre Zeit und Unterstützung!

Herzliche Grüße

Hannah Klein

Flyer Online- Befragung

Beispiele Social Media Postings

> **Hannah Klein**
> Human Ressources bei SICK Vertriebs- GmbH
> 3 Monate • Personalmanagement
>
> Statistisch gesehen erkrankt jede zweite Frau und jeder dritte Mann im Laufe ihres oder seines Lebens an einer psychischen Erkrankung.
> Statistisch gesehen verbringen wir zwischen 20 und 25% unserer Lebenszeit bei der Arbeit.
> Die Wahrscheinlichkeit, im Laufe des Arbeitslebens psychisch zu erkranken, ist somit sehr hoch.
> Die Frage, was Unternehmen tun können, um ihre Mitarbeiter optimal zu unterstützen, wird daher immer wichtiger. Die Zahl an Angeboten betrieblicher Programme zur psychischen Gesundheit steigt.
> Welche dieser betrieblichen Angebote und Maßnahmen tatsächlich wirksam sind und die Arbeitnehmer im Falle einer Erkrankung effektiv unterstützen, soll diese Befragung ermitteln.
> - 100% Anonymität
> - Dauer der Befragung max. 12 Minuten
>
> Unter folgendem Link gelangen sie zu der Online- Befragung
> https://lnkd.in/d_psAvA

> Statistisch gesehen erkrankt jede zweite Frau und jeder dritte Mann aus deiner Freundesliste irgendwann im Leben an einer psychischen Erkrankung. - Vielleicht bist auch du selbst der- oder diejenige?
> Die Wahrscheinlichkeit, dass dies passiert, solange du erwerbstätig bist, ist sehr hoch.
> Die Frage wie Arbeitgeber ihre Angestellten optimal bei der Genesung unterstützen können, wird daher immer wichtiger. Die Zahl an Angeboten betrieblicher Programme zur psychischen Gesundheit steigt enorm.
> Welche dieser betrieblichen Angebote und Maßnahmen tatsächlich wirksam sind und die Arbeitnehmer im Falle einer Erkrankung effektiv unterstützen, soll diese Befragung herausfinden.
> Solltest du bereits betroffen sein, würde ich dich bitten, an meiner 12-minütigen Befragung teilzunehmen.
> - 100% Anonymität
> - Die Befragung wird im Rahmen meiner Masterthesis an der Ev. Hochschule Freiburg, im Studiengang Sozialmanagement durchgeführt
> - Ziel ist die Verbesserung von Angeboten in Unternehmen zur psychischen Gesundheit
>
> Unter folgendem Link gelangst du zu der Online- Befragung
> https://ww2.unipark.de/uc/psychische_Gesundheit/

Anhang D Übersicht der Fragebogenkonstruktion

Übersicht Fragenkatalog Online-Befragung

Dimension	Item No.	Item	Antwortformat	Beantwortung	Filterebene 1	Filterebene 2
Psy E/A	1	Waren oder sind Sie wegen einer psychischen Erkrankung oder Symptomatik in therapeutischer oder ärztlicher Behandlung?	Einfachauswahl: Antwortmöglich-keit ja, nein	Pflicht	Bei Antwortauswahl "nein" wird Fragebogen beendet	
Psy E/A	2	Wenn befinden Sie sich in therapeutischer oder ärztlicher Behandlung?	Eine offene entsprechender Dauer Monat/Jahr bis Monat/Jahr	Pflicht		
Psy E/A	3	Wie lautete Ihre Diagnose?	Mehrfachauswahl Angststörung (Phobien, Panikattacken, etc.) Depression: Burnout, Erschöpfungssyndrom, etc. Somatoforme Störung (körperliche Beschwerden ohne organische Erkrankung) Zwangsstörung Posttraumatische Belastungsstörung Stoffgebundene Suchterkrankung (Drogen, Alkohol, Medikamente, etc.) Bipolare Störung (manisch-depressive Erkrankung) Psychose (Schizophrenie, Wahn) Essstörung (Bulimie, Magersucht, etc.) + offene Antwortkategorie bei abweichender Diagnose	Freiwillig	Bei Auswahl der Antwortkategorie "sonstige" Welche Diagnose haben Sie erhalten?	
Psy E/A	4	Nehmen Sie aufgrund Ihrer psychischen Erkrankung oder Symptomatik Medikamente ein?	Einfachauswahl: Antwortmöglich-keit ja, nein	Freiwillig	Bei Antwortauswahl "ja", welche Medikamente nehmen Sie ein?	Bei Antwortauswahl "nein" wird Fragebogen beendet
Demografische Daten	5	Waren Sie zum Zeitpunkt Ihrer psychischen Erkrankung oder Symptomatik erwerbstätig?	Einfachauswahl: Antwortmöglich-keit ja, nein	Pflicht		
Demografische Daten	6	Was trifft auf Sie zu?	Selbstständig, Sonstiges	Freiwillig		
Demografische Daten	7	Welcher Studienumfang traf damals auf Sie zu?	Offene Antwortkategorie zu Studienumfang in %	Freiwillig		
Demografische Daten, Krankheit und Partizipation	8	Ergaben sich aufgrund Ihrer psychischen Erkrankung oder Symptomatik Fehlzeiten bei der Arbeit?	Offene Antwortkategorie, Fehltage tageweise	Freiwillig		
Demografische Daten	9	Wie lange waren Sie vor Ihrer psychischen Erkrankung oder Symptomatik bereits bei Ihrem damaligen Arbeitgeber beschäftigt?	unter 3 Jahren, 3 bis 8 Jahre, 8 bis 15 Jahre, über 15 Jahre	Freiwillig		
Betriebliches Konzept	10	Das Thema psychische Gesundheit der Mitarbeiter, war meinem Arbeitgeber besonders sehr wichtig.	Skalenfrage 1-5	Freiwillig		
Betriebliches Konzept	11	Es gab ein Konzept oder eine Strategie bezogen auf die Förderung und den Erhalt der psychischen Gesundheit der Mitarbeiter.	Skalenfrage 1-5	Freiwillig		
Betriebliches Konzept	12	Die Meinung der Mitarbeiter zu diesem Konzept oder der Strategie, war erwünscht (Es wurden z. B. Befragungen oder Workshops diesbezüglich durchgeführt).	Skalenfrage 1-5	Freiwillig		
Betriebliches Konzept	13	Waren Ihnen das Konzept und die vorhandenen Angebote zum Thema psychische Gesundheit bekannt? Ihres damaligen Arbeitgebers bekannt?	Einfachauswahl: Antwortmöglich-keit ja, nein	Pflicht		

99

Übersicht Fragenkatalog Online-Befragung

Dimension	Item No.	Item	Antwortformat	Beantwortung	Filterebene 1	Filterebene 2
Bewusstseins-konzept	14	Welche Angebote, bezogen auf die psychische Gesundheit der Mitarbeiter, gab es damals?	Mehrfachauswahl; Externes Beratungsinstitut; Externe Workshops; Externe Seminare; Externe Präventionsangebote; Gespräch mit externem Berater oder Coach; Andere externe Angebote; Interne Workshops; Interne Seminare; Interne Präventionsangebote; Gespräch mit internem Berater oder Coach; Gespräch mit Führungskraft; Andere interne Angebote	Freiwillig		
Bewusstseins-konzept	15	Welche Angebote, bezogen auf die psychische Gesundheit der Mitarbeiter, haben Sie damals in Anspruch genommen?	Externes Beratungsinstitut; Externe Workshops; Externe Seminare; Externe Präventionsangebote; Gespräch mit externem Berater oder Coach; Andere externe Angebote + offene Antwortausgabe; Interne Workshops; Interne Seminare; Interne Präventionsangebote; Gespräch mit internem Berater oder Coach; Gespräch mit Führungskraft; Andere interne Angebote + offene Antwortausgabe; Keine	Freiwillig	Bei Antwortausgabe "keine": Was waren die Gründe, warum Sie niemals keiner/ der Angebote in Anspruch genommen haben? Antwortmöglichkeiten: Ich brauchte keine Hilfe. Ich hatte Angst, dass es jemand bei der Arbeit mitbekommt. Ich hatte kein Vertrauen zu den Mitarbeitern der Beratung. Ich wusste keine keine Kenntnis von den Angeboten. Ich hatte Angst vor Konsequenzen bezogen auf meinen Arbeitsplatz. Ich hatte private Hilfe. Drei offene Antwortfelder	Insgesamt fühlte ich mich zeitweise durch meinen Arbeitgeber. Bitte markieren Sie die zutreffende Aussage: Professionell begleitet; Unwissend; Allein gelassen; Unter Druck gesetzt; Sonstiges

Anhang

Übersicht Fragenkatalog Online-Befragung

Dimension	Item No.	Item	Antwortformat	Beantwortung	Filterebene 1	Filterebene 2
Betriebliches Konzept	16	Was bewerten Sie damals in Anspruch genommenen Angebote?	Stufenfrage 1-4 Mehrfachauswahl+ offene Antwortkategorie Externe Beratungsinstitut			
			Externe Workshops			
			Externe Seminare			
			Externe Präventionsangebote			
			Gespräch mit externem Berater oder Coach			
			Andere externe Angebote + offene Antwortkategorie			
			Interne Workshops			
			Interne Seminare			
			Interne Präventionsangebote			
			Gespräch mit internem Berater oder Coach			
			Gespräch mit Führungskraft	Freiwillig		
			Mehrfachauswahl Anonymität			
			Schnelle Erreichbarkeit			
			Leichte Kontaktaufnahme			
			Hohe Fachkräfte			
			Persönlicher Kontakt			
			Gespräche mit Führungskraft			
			Gespräche mit Team			
			Angebote für meine Familie			
			Keine zusätzlichen Kosten			
Betriebliches Konzept	17	Was waren damals in Bezug auf die von Ihrem Arbeitgeber angebotenen Angebote, wichtige Faktoren für Sie?	Entlastung und Professionell begleitet	Freiwillig		
			Unterstützt			
			Allein gelassen			
			Unter Druck gesetzt			
Soziale Unterstützung	18	Irgendwie fühle ich mich seinerzeit durch meinen Arbeitgeber	Sonstiges	Freiwillig		

101

Anhang

Übersicht Fragenkatalog Online-Befragung

Dimension	Item No.	Item	Antwortformat	Bearnwertung	Filterebene 1	Filterebene 2
Bindung	19	Bevor ich zu jener Zeit selbst merkte, dass es mir nicht gut geht, wurde ich von meiner Arbeitskollegen darauf angesprochen.	Skalenfrage 1-5	Freiwillig		
Bindung	20	Bevor ich zu jener Zeit selbst merkte, dass es mir nicht gut geht, wurde ich von meiner Führungskraft darauf angesprochen.	Skalenfrage 1-5	Freiwillig		
Soziale	21	Ich fühlte mich durch meine Arbeitskollegen unterstützt und verstanden.	Skalenfrage 1-5	Freiwillig		
Soziale	22	Ich fühlte mich durch meine Führungskraft unterstützt und verstanden.	Skalenfrage 1-5	Freiwillig		
Soziale	23	Ich hatte Angst aufgrund meiner psychischen Erkrankung oder Symptomatik meine Arbeit zu verlieren.	Skalenfrage 1-5	Freiwillig		
Bindung	24	Damals hatte ich meine psychische Erkrankung oder Symptomatik lange bei der Arbeit verheimlicht.	Skalenfrage 1-5	Freiwillig		
Demographische Daten	25	Es kam seinerzeit häufiger zu Konflikten mit meinen Arbeitskollegen.	Skalenfrage 1-5	Freiwillig		
Demographische Daten	26	Es kam seinerzeit häufiger zu Konflikten mit meiner Führungskraft.	Skalenfrage 1-5	Freiwillig		
Soziale	27	Hilfsangebote wurden mir von meinem Arbeitgeber zu jener Zeit klar kommuniziert und vorgeschlagen.	Skalenfrage 1-5	Freiwillig		
Soziale	28	Durch die Unterstützung meines Arbeitgebers konnte ich offen mit meiner Situation umgehen.	Skalenfrage 1-5	Freiwillig		
Arbeitsmotivation	29	Ich hatte weniger Freude bei der Arbeit.	Skalenfrage 1-5	Freiwillig		
Arbeitsmotivation	30	Meine Arbeit erschien mir seinerzeit weniger sinnvoll.	Skalenfrage 1-5	Freiwillig		
Fehlzeiten	31	Ich habe seinerzeit häufiger als zuvor auf der Arbeit gefehlt.	Skalenfrage 1-5	Freiwillig		
Arbeitsmotivation	33	Damals fiel es mir zunehmend schwerer zur Arbeit zu gehen.	Skalenfrage 1-5	Freiwillig		
Bindung	34	Meine Motivation in allgemeiner meiner Erkrankung im Unternehmen zu bleiben war hoch.	Skalenfrage 1-5	Freiwillig		
Bindung	35	Meine Motivation nach meiner Erkrankung im Unternehmen zu bleiben war hoch.	Skalenfrage 1-5	Freiwillig		
Einfluss	36	Rückblickend betrachtet, hatte mein Arbeitgeber großen Einfluss auf meine Erkrankung.	Skalenfrage 1-5	Freiwillig		
Einfluss	37	Rückblickend betrachtet, hatte mein Arbeitgeber/Arbeitnehmer für mich tun können.	Skalenfrage 1-5	Freiwillig		
Einfluss	38	Allgemein bin ich der Meinung, dass ein gutes Konzept des Arbeitgebers zum Thema psychische Gesundheit großen Einfluss auf Arbeitnehmer hat.	Skalenfrage 1-5	Freiwillig		
pers. Meinung	39	Welche Angebote oder unterstützenden Maßnahmen Ihres Arbeitgebers waren damals besonders hilfreich für Sie?	Offene Antwortkategorie	Freiwillig		
pers. Meinung	40	Welche Angebote oder unterstützenden Maßnahmen Ihres Arbeitgebers waren überhaupt nicht hilfreich oder was hatten Sie sich zusätzlich gewünscht?	Offene Antwortkategorie	Freiwillig		
Demographische Daten	41	Geschlecht	Einfachauswahl, männlich, weiblich	Freiwillig		
Demographische Daten	42	Alter	Einfachauswahl unter 30 Jahre, 31-50 Jahre, über 50 Jahre	Freiwillig		
Demographische Daten, Arbeitsmotivation	43	Sind Sie derzeit erwerbstätig?	Einfachauswahl ja, nein	Freiwillig	Bei Antwortauswahl "ja": NR-43 a Frage? Was trifft auf Sie zu? Einfachauswahl, Antwortkategorie: Angestellt, Selbstständig, Sonstiges; NR-43b Frage 2 Welches Stellenniveau trifft auf Sie zu? Offene Antwortkategorie: Stellenausrichtung in %	Bei Antwortauswahl "nein" - NR-43 c Was trifft auf Sie zu? Antwortkategorie: Arbeitslos, Einfachauswahl: Rentner/Pension, Vorruhestand, Frührente, Arbeitslos, Studium, Sonstiges

102

Anhang

Anhang E Online- Fragebogen Original Version

Item No.1	Waren oder sind Sie wegen einer psychischen Erkrankung oder Symptomatik in therapeutischer oder ärztlicher Behandlung?
Item No.1 – Filter bei Antwort „nein"	Sehr geehrte Teilnehmerinnen, da sich diese Befragung an Personen mit psychischer Erkrankung oder Symptomatik, die sich bereits in therapeutischer oder ärztlicher Behandlung befinden oder befunden haben richtet, endet der Fragebogen an dieser Stelle für Sie. Ich bedanke mich für Ihr Interesse und Ihre Unterstützung! Herzliche Grüße Hannah Klein CLOSE WINDOW
Item No.2	Wann befanden Sie sich in therapeutischer oder ärztlicher Behandlung? Bitte geben Sie bei mehreren Behandlungen die letzten drei an. Tragen Sie den Beginn und das Ende der Behandlung ein. Eventuelle Unterbrechungen der Behandlung spielen dabei keine Rolle und können vernachlässigt werden. Bitte füllen Sie Monat und Jahr wie folgt aus: 09/2018. Sollte die Behandlung bis heute andauern bitte den derzeitigen Monat angeben. Zeitpunkt der ersten Behandlung von Monat / Jahr bis Monat / Jahr Zeitpunkt der zweiten Behandlung von Monat / Jahr bis Monat / Jahr Zeitpunkt der dritten Behandlung von Monat / Jahr bis Monat / Jahr
Item No.3	Wie lautete Ihre Diagnose? Zutreffendes bitte auswählen. Bei Doppeldiagnosen bitte dementsprechend zwei Kästchen markieren. ☐ Angststörung (Phobien, Panikattacken, etc.) ☐ Depression (Burnout, Erschöpfungssyndrom, etc.) ☐ Somatoforme Störung (körperliche Beschwerden ohne organische Erkrankung) ☐ Zwangsstörung ☐ Posttraumatische Belastungsstörung ☐ Stoffgebundene Suchterkrankung (Drogen, Alkohol, Medikamente, etc.) ☐ Bipolare Störung (manisch- depressive Erkrankung) ☐ Psychose (Schizophrenie, Wahn) ☐ Essstörung (Bulimie, Magersucht, etc.) ☐ Sonstiges
Item No.3-Filter bei Antwort „Sonstiges"	Welche Diagnose haben Sie erhalten?

103

Item No.4	**Nehmen Sie aufgrund Ihrer psychischen Erkrankung oder Symptomatik Medikamente ein?** Ja ○ Nein ○ ZURÜCK — 18% WEITER
Item No.4- Filter bei Antwort „Ja"	**Welche Medikamente nehmen Sie ein?** Bitte geben Sie falls bekannt, den Namen und die Dosierung an. [Textfeld] ZURÜCK — 20% WEITER
Item No.5	**Waren Sie zum Zeitpunkt Ihrer psychischen Erkrankung oder Symptomatik erwerbstätig?** Ja ○ Nein ○ ZURÜCK — 23% WEITER
Item No.5- Filter bei Antwort „Nein"	Sehr geehrte Teilnehmerinnen da sich diese Befragung an Personen mit psychischer Erkrankung oder Symptomatik, die zum Zeitpunkt der Erkrankung erwerbstätig waren, richtet, endet der Fragebogen an dieser Stelle für Sie. Ich bedanke mich für Ihr Interesse und Ihre Unterstützung! Herzliche Grüße Hannah Klein CLOSE WINDOW 100%
Item No.6	**Was traf auf Sie zu?** Angestellt ○ Selbstständig ○ Sonstiges ○ ZURÜCK — 20% WEITER
Item No.7	**Welcher Stellenumfang traf damals auf Sie zu?** Bitte geben Sie diesen in % an, indem Sie den Regler an die entsprechende Stelle verschieben. (Bei der Verwendung eines iPhone bitte die Zahl eintragen). Stellenumfang in % ●————————— [0] ZURÜCK — 23% WEITER
Item No.8	**Ergaben sich aufgrund Ihrer psychischen Erkrankung oder Symptomatik Fehlzeiten bei der Arbeit?** Geben Sie bitte die ungefähre Zahl der Tage an, an denen Sie gefehlt haben. Bitte erfassen Sie auch Kurzzeiterkrankungen und zählen all diese Zeiten zusammen. ca. [____] Tage ZURÜCK — 26% WEITER

Anhang

Item No.9	**Wie lange waren Sie vor Ihrer psychischen Erkrankung oder Symptomatik bereits bei Ihrem damaligen Arbeitgeber beschäftigt?** Bitte wählen Sie einen auf Sie zutreffenden Zeitraum aus. *Bitte wählen* unter 3 Jahren 3 bis 8 Jahre 8 bis 15 Jahre über 15 Jahre
Item No.10-12	**Die folgenden Aussagen beziehen sich auf Ihre damalige Arbeitssituation während Ihrer psychischen Erkrankung oder Symptomatik.** Bitte markieren Sie den Wert, der am Besten zu Ihrer damaligen Situation gepasst hat. stimme voll und ganz zu / stimme zu / stimme mehr oder weniger zu / stimme weniger zu / überhaupt nicht zu / keine Angabe Das Thema psychische Gesundheit der Mitarbeiter, war meinem Arbeitgeber seinerzeit sehr wichtig. Es gab ein Konzept oder eine Strategie bezogen auf die Förderung und den Erhalt der psychischen Gesundheit der Mitarbeiter. Die Meinung der Mitarbeiter zu diesem Konzept oder der Strategie, war erwünscht. (Es wurden z.B. Befragungen oder Workshops diesbezüglich durchgeführt).
Item. No.13 Filter- bei Antwort „Nein" werden Item No. 14-17 übersprungen	**Waren Ihnen das Konzept und die vorhandenen Angebote zum Thema psychische Gesundheit Ihres damaligen Arbeitgebers bekannt?** Ein Konzept kann ein betriebliches Gesundheitsmanagement, regelmäßige Arbeitskreise oder Ähnliches sein. Unter Angebot wird hier jegliche Maßnahme die sich mit der psychischen Gesundheit befasst verstanden . z.B. Seminare, Gesundheitstage oder Ähnliches. Ja / Nein
Item No. 14- Filter nur die hier ausgewählten Antworten, werden in den nachfolgenden Items zur Auswahl angezeigt	**Welche Angebote, bezogen auf die psychische Gesundheit der Mitarbeiter, gab es damals?** Markieren Sie bitte alle zutreffenden Angebote. ☐ Externes Beratungsinstitut ☐ Externe Workshops ☐ Externe Seminare ☐ Externe Präventionsangebote ☐ Gespräch mit externem Berater oder Coach ☐ Andere externe Angebote ☐ Interne Workshops ☐ Interne Seminare ☐ Interne Präventionsangebote ☐ Gespräch mit internem Berater oder Coach ☐ Gespräch mit Führungskraft ☐ Andere interne Angebote

Anhang

Item No. 15	**Welche Angebote, bezogen auf die psychische Gesundheit der Mitarbeiter, haben Sie damals in Anspruch genommen?**
	Markieren Sie bitte alle zutreffenden Angebote.
	☐ Externes Beratungsinstitut
	☐ Externe Workshops
	☐ Externe Seminare
	☐ Externe Präventionsangebote
	☐ Gespräch mit externem Berater oder Coach
	☐ Andere externe Angebote:
	☐ Interne Workshops
	☐ Interne Seminare
	☐ Interne Präventionsangebote
	☐ Gespräch mit internem Berater oder Coach
	☐ Gespräch mit Führungskraft
	☐ Andere interne Angebote:
	☐ Keine
	ZURÜCK — 41% WEITER
Item No. 15-Filter bei Antwort „Keine"	**Was waren die Gründe, warum Sie seinerzeit keines der Angebote in Anspruch genommen haben?**
	Nennen Sie hier auch gerne Ihre individuellen Gründe. Mehrfachnennungen möglich.
	☐ Ich brauchte keine Hilfe.
	☐ Ich hatte Angst, dass es jemand bei der Arbeit mitbekommt.
	☐ Ich hatte kein Vertrauen zu den Mitarbeitern der Beratung.
	☐ Ich hatte keine Kenntnis von den Angeboten.
	☐ Ich hatte Angst vor Konsequenzen bezogen auf meinen Arbeitsplatz.
	☐ Ich hatte private Hilfe.
	☐
	☐
	☐
	ZURÜCK — 44% WEITER

Item No. 16	Wie bewerten Sie die damals in Anspruch genommenen Angebote?
	Markieren Sie bitte die zutreffenden Kästchen.

	Sehr hilfreich	Hilfreich	Weniger hilfreich	Überhaupt nicht hilfreich
Externes Beratungsinstitut	☐	☐	☐	☐
Externe Workshops	☐	☐	☐	☐
Externe Seminare	☐	☐	☐	☐
Externe Präventionsangebote	☐	☐	☐	☐
Gespräch mit externem Berater oder Coach	☐	☐	☐	☐
Andere externe Angebote	☐	☐	☐	☐
Interne Workshops	☐	☐	☐	☐
Interne Seminare	☐	☐	☐	☐
Interne Präventionsangebote	☐	☐	☐	☐
Gespräch mit internem Berater oder Coach	☐	☐	☐	☐
Gespräch mit Führungskraft	☐	☐	☐	☐
Andere interne Angebote	☐	☐	☐	☐

Item No. 17	Was waren damals, in Bezug auf die von Ihrem Arbeitgeber angebotenen Angebote, wichtige Faktoren für Sie?
	Nennen Sie außerdem gerne individuell für Sie wichtige Faktoren. Mehrfachnennungen möglich

☐ Anonymität
☐ Schnelle Erreichbarkeit
☐ Leichte Kontaktaufnahme
☐ Hohe Fachlichkeit
☐ Persönlicher Kontakt
☐ Gespräche mit Führungskraft
☐ Gespräche mit Team
☐ Angebote für meine Familie
☐ Keine zusätzlichen Kosten
☐ _____
☐ _____
☐ _____

Item No. 18	Insgesamt fühlte ich mich seinerzeit durch meinen Arbeitgeber...
	Bitte markieren Sie die zutreffende Aussage.

○ Professionell begleitet ○ Unterstützt ○ Allein gelassen ○ Unter Druck gesetzt ○ Sonstiges

Item No. 19-23

Die folgenden Aussagen beziehen sich auf Ihre damalige Arbeitssituation während Ihrer psychischen Erkrankung oder Symptomatik.

Bitte markieren Sie den Wert, der am Besten zu Ihrer damaligen Situation gepasst hat.

stimme voll und ganz zu	stimme zu	stimme mehr oder weniger zu	stimme weniger zu	stimme überhaupt nicht zu	keine Angabe

Bevor ich zu jener Zeit selbst merkte, dass es mir nicht gut geht, wurde ich von meinen Arbeitskollegen darauf angesprochen.
○ ○ ○ ○ ○ ○

Bevor ich zu jener Zeit selbst merkte, dass es mir nicht gut geht, wurde ich von meiner Führungskraft darauf angesprochen.
○ ○ ○ ○ ○ ○

Ich fühlte mich durch meine Arbeitskollegen unterstützt und verstanden.
○ ○ ○ ○ ○ ○

Ich fühlte mich durch meine Führungskraft unterstützt und verstanden.
○ ○ ○ ○ ○ ○

Ich hatte Angst aufgrund meiner psychischen Erkrankung oder Symptomatik meine Arbeit zu verlieren.
○ ○ ○ ○ ○ ○

ZURÜCK   53%   WEITER

Item No. 24-28

Die folgenden Aussagen beziehen sich auf Ihre damalige Arbeitssituation während Ihrer psychischen Erkrankung oder Symptomatik.

Bitte markieren Sie den Wert an, der am Besten zu Ihrer damaligen Situation gepasst hat.

stimme voll und ganz zu	stimme zu	stimme mehr oder weniger zu	stimme weniger zu	stimme überhaupt nicht zu	keine Angabe

Damals habe ich meine psychische Erkrankung oder Symptomatik lange bei der Arbeit verheimlicht.
○ ○ ○ ○ ○ ○

Es kam seinerzeit häufiger zu Konflikten mit meinen Arbeitskollegen.
○ ○ ○ ○ ○ ○

Es kam seinerzeit häufiger zu Konflikten mit meiner Führungskraft.
○ ○ ○ ○ ○ ○

Hilfeangebote wurden mir von meinem Arbeitgeber zu jener Zeit klar kommuniziert und angeboten.
○ ○ ○ ○ ○ ○

Durch die Unterstützung meines Arbeitgebers konnte ich offen mit meiner Situation umgehen.
○ ○ ○ ○ ○ ○

ZURÜCK   66%   WEITER

Item No. 29-33	Die folgenden Aussagen beziehen sich auf Ihre damalige Arbeitssituation während Ihrer psychischen Erkrankung oder Symptomatik.
	Bitte markieren Sie den Wert, der am Besten zu Ihrer damaligen Situation gepasst hat.
	Skala: stimme voll und ganz zu – stimme zu – stimme mehr oder weniger zu – stimme weniger zu – stimme überhaupt nicht zu – keine Angabe
	Ich hatte weniger Freude bei der Arbeit.
	Meine Arbeit erschien mir seinerzeit weniger sinnvoll.
	Insgesamt ließ meine Arbeitsleistung nach.
	Ich habe seinerzeit häufiger als zuvor auf der Arbeit gefehlt.
	Damals fiel es mir zunehmend schwerer zur Arbeit zu gehen.

Item No. 34-38	Die folgenden Aussagen beziehen sich auf Ihre damalige Arbeitssituation während Ihrer psychischen Erkrankung oder Symptomatik.
	Bitte markieren Sie den Wert, der am Besten zu Ihrer damaligen Situation gepasst hat.
	Skala: stimme voll und ganz zu – stimme zu – stimme mehr oder weniger zu – stimme weniger zu – stimme überhaupt nicht zu – keine Angabe
	Meine Motivation während meiner Erkrankung im Unternehmen zu bleiben war hoch.
	Meine Motivation nach meiner Erkrankung im Unternehmen zu bleiben war hoch.
	Rückblickend betrachtet, hatte mein Arbeitgeber großen Einfluss auf meine Erkrankung.
	Rückblickend betrachtet, hätte mein Arbeitgeber mehr für mich tun können.
	Allgemein bin ich der Meinung, dass ein gutes Konzept des Arbeitgebers zum Thema psychische Gesundheit großen Einfluss auf Arbeitnehmer hat.

Zwischentext	Vielen Dank für Ihre Mithilfe und Offenheit über dieses sehr persönliche Thema Auskunft zu geben!
	Zum Schluss möchte ich Ihnen die Gelegenheit geben, noch Ihre ganz individuelle Meinung mitzuteilen. Sie sind der Experte auf diesem Gebiet und Ihre persönliche Erfahrung wichtig, um zukünftig bessere Maßnahmen und Angebote in Unternehmen zu implementieren.

Item No. 39	Welche Angebote oder unterstützenden Maßnahmen Ihres Arbeitgebers waren damals besonders hilfreich für Sie?

Item No. 40	**Welche Angebote oder unterstützenden Maßnahmen Ihres Arbeitgebers waren überhaupt nicht hilfreich oder was hätten Sie sich zusätzlich gewünscht?** [Textfeld] ZURÜCK .... 71% WEITER
Item No. 41-43	**Geschlecht** ○ Männlich ○ Weiblich **Alter** ○ Unter 30 Jahre ○ 31 bis 50 Jahre ○ Über 50 Jahre **Sind Sie derzeit erwerbstätig?** ○ Ja ○ Nein ZURÜCK .... 73% WEITER
Item No. 43-Filter bei Antwort „Nein"	**Was trifft auf Sie zu?** ○ Rente/ Pension ○ Vorruhestand ○ Frührente ○ Arbeitslos ○ Studium ○ Sonstiges ZURÜCK .... 75% WEITER
Item No. 44-45	**Was trifft auf Sie zu?** Angestellt Selbständig Sonstiges ○ ○ ○ **Welcher Stellenumfang trifft auf Sie zu?** Bitte geben Sie diesen in % an, indem Sie den Regler an die entsprechende Stelle verschieben. (Bei der Verwendung eines iPhone bitte die Zahl eintragen). Stellenumfang in % ●———————— 0 0 ZURÜCK .... 78% WEITER
Abschlussseite	Liebe Teilnehmerinnen, Ich bedanke mich herzlich für Ihr Interesse und Ihre Unterstützung! Sie können diese Serie nun schließen. Die Befragung wurde automatisch abgeschickt. Freundliche Grüße Hannah Klein 100%

Forschungsergebnisse

Anhang F Übersicht des Datensatzes

Übersicht Datensatz Online-Befragung

Dimensionen + Item No.	Ohne		Extern		Intern	
	männlich	weiblich	männlich	weiblich	männlich	weiblich
Demographische Daten No. 41	"Ohne" m/"Ohne" weiblich		"Extern" m/"Extern" weiblich		"Intern" m/"Intern" weiblich	
	9,09%	90,91%	57,14%	42,86%	40,00%	60,00%
Demographische Daten No. 42	unter 30 / 30-50 J. / über 50 J.		unter 30 / 30-50 J. / über 50 J.		unter 30 / 30-50 J. / über 50 J.	
	21,21% / 60,61% / 18,18%		0,00% / 42,86% / 57,14%		10,00% / 60,00% / 30,00%	
Zeitpunkt der Behandlung	2018 / 2007-2017 / vor 2007		2018 / 2007-2017 / vor 2007		2018 / 2007-2017 / vor 2007	
	20 / 48 / 1		3 / 2 / 0		3 / 3 / 0	
Damals erwerbstätig No. 5	ja / nein		ja / nein		ja / nein	
	40 ausgefüllt		7 ausgefüllt		10 ausgefüllt	
Derzeitig erwerbstätig No. 43	Ja / Nein		Ja / Nein		Ja / Nein	
	24 / 9		5 / 2		10 / 0	
	72,73% / 27,27%		71,43% / 28,57%		100,00% / 0,00%	
Nicht erwerbstätig – Status	Rente/Pen/Vorruhestd/Fruhrente/Arbeitslos/Studium/Sonstiges		Rente/Pen/Vorruhestd/Fruhrente/Arbeitslos/Studium/Sonstiges		Rente/Pen/Vorruhestd/Fruhrente/Arbeitslos/Studium/Sonstiges	
	4 / 0 / 1 / 1 / 0 / 3		2 / 0 / 0 / 0 / 0 / 0		0 / 0 / 0 / 0 / 0 / 0
	44,44% / 0,00% / 11,11% / 11,11% / 0,00% / 33,33%		100,00% / 0,00% / 0,00% / 0,00% / 0,00% / 0,00%		0,00%	
Angestelltenverhältnis damals	Angestellt / Selbstständig / Sonstiges		Angestellt / Selbstständig / Sonstiges		Angestellt / Selbstständig / Sonstiges	
	33 / 0 / 0		6 / 0 / 1		9 / 0 / 1	
Angestelltenverhältnis heute Nr	22 / 0 / 2		5 / 0 / 0		9 / 0 / 0	
	100%		100%		100%	
Stellenumfang damals No. 7	unter 50% / 50-99%		unter 50% / 50-99%		unter 50% / 50-99%	
	14,71% / 55,88%		0,00% / 85,71%		30,00% / 10,00% / 60,00%	
Stellenumfang heute No. 43b	29,41% / 57,14%		14,29% / 50,00%		0,00% / 33,33% / 66,67%	
	19,05% / 23,81%		50,00%			
Fehlzeiten No. 8	Mittelwert		Mittelwert		Mittelwert	
	195,70		132,86		97,5	
Dauer Arbeitsverhältnis No. 9	unter 3 J. / 3-8 J. / 8-15 J. / über 15 J.		unter 3 J. / 3-8 J. / 8-15 J. / über 15 J.		unter 3 J. / 3-8 J. / 8-15 J. / über 15 J.	
	39,39% / 30,30% / 12,12% / 18,18%		0,00% / 28,57% / 42,86% / 28,57%		0,00% / 50,00% / 33,33% / 16,67%	

Anhang

Übersicht Datensatz Online-Befragung

Dimensionen + Item No.	Ohne			Extern			Intern	
Betriebliches Konzept								
Betriebliche Angebote vorhanden ja	33	nein -> wird ausgefiltert						
		14						
Skalenfragen			Missing Value (MS)			MS		MS
Wichtigkeit psy Erfr AG No. 11	4,12	1,32	2	3,14	1,46		3,30	1,1
Kenntniss interne Strategie/Kor	4,81	1,00		2,86	1,46		3,60	1,28
Partizipation MA No. 13	4,97	1,07	1	4,17	1,21		4,70	1,00
Skalenfragen								
Arbeitsmotivation			Missing Value			MV		
weniger Freude No. 29	2,21	1,51		2,29	1,16		1,50	0,92
seinerzeit weniger sinnvoll No.	2,76	1,63	1	2,29	1,48		2,20	1,33
schwerer zur Arbeit zu gehen N	2,03	1,42	1	2,43	1,68		1,70	0,90
Krankenstand/Fehlzeiten								
mehr Fehlzeiten No. 32	2,85	1,58		4,29	1,03		2,80	1,54
Bindung								
Motivation im Unternehmen zu	2,79	1,49		2,33	1,60	1	2,20	1,08
Motivation im Unternehmen zu	3,09	1,63	1	1,83	1,46		2,40	1,43
Erk. Lange verheimlicht	2,94	1,56	1	2,29	1,75		1,40	0,49
Angst Arbeitsverlust No.23	2,85	1,52		3,57	1,18		2,20	1,08
Soziale Unterstützung								
fühlte mich durch meine AK un	3,88	1,67	1	3,86	1,36		3,80	1,60
fühlte mich durch meine FK un	4,47	1,15	1	3,57	1,18	1	3,60	1,2
Offener Umgang mit Situation N	4,34	1,45		3,33	1,49		4,20	1,08
Von AK angesprochen No.25	4,25	1,60	1	4,29	1,39		4,00	1,33
Von FK angesprochen No. 26	4,81	1,21	1	4,71	0,70		3,70	1,42
Konflikte FK	3,48	1,41		3,29	1,39		3,60	1,56
Konflikte Team	3,10	1,58		3,43	1,29		3,10	1,3
Einfluss								
großer Einfluss AG auf Erkrank	3,03	1,64	1	3,57	1,40		3,40	1,56

Übersicht Datensatz Online-Befragung

Dimensionen + Item No.	Ohne		Extern			Intern		
Mehr tun können AG No.37	3,73	2,50		4,17	1,07		3,00	1,55
Ich bin der Meinung das betriebl.	3,52	2,19		2,14	0,83		1,80	0,98

Medikamente No. 4	ja	nein		ja	nein			
	19	21		3	4		2	8

	Profession	Unterstützt	Allein gelassen	unter Druck	sonstiges	Profession	Unterstützt	Allein gelassen	unter Druck	sonstiges
Insgesamt Bewertung der Unt.	0,00%	24,24%	39,39%	33,33%	3,03%	0,00%	40,00%	40,00%	0,00%	20,00%	0,00%	30,00%	10,00%	30,00%	30,00%

Betriebliche Angebote

Extern

	Ext. Beratung	Ext. Workshop	Ext. Seminar	Ext. Prävent.Gespräch	ext. Berater Gespräch	andere ext. Angebote
Vorhandene Angebote	12,50%	25,00%	12,50%	0,00%	18,75%	31,25%
Angenommene Angebote	11,11%	22,22%	0,00%	0,00%	22,22%	44,44%

Intern

	Int. Prävent.Gespräch	Gespräch	andere int. Angebote	Int. Workshop	Int. Seminare
	6,25%	18,75%	43,75%	6,25%		18,75%	6,25%
	0,00%	15,38%	46,15%	7,69%		23,08%	7,69%

	Standardabweichung (SD)						
Extern 11N "keine" -> hatte priv.(M) Mittelwert	0,25 / 0,43	0,69 / 1,26	0,44 / 0,86	0,00%	2 / 3,49	0,58 / 1,04	0,5 / 0,87
Bewertung der in Anspruch gen.						0,75 / 1,30	0,61 / 1,32	1,23	2 / 0

	Anonymität	Erreichbar	Kontakt auf Fachliche	Pers. Kontakt	Gespräch Familie	keine Kosten	Andere
Wichtige Faktoren der Bgt.	13,33%	6,67%	0,00%	33,33%	20,00%	13,33%	6,67%	0,00%	8,70%	17,39%	13,04%	8,70%	17,39%	8,70%	4,35%	0,00%	13,04%	6,67%	8,70%

keine Kosten (offen) Andere

113

Anhang G Einzelne Daten

Medikamente	Medikamenteneinnahme		
	Ohne	Extern	Intern
Antidepressiva (1)	16	5	1
Neuroleptika (2)	8	0	0
Andere (3)	3	0	0
Mittelwert	9	1,67	0,33

Andere= Antipsychotikum, Angsthemmer, somatofome Beschwerden

Anhang H Qualitative Inhaltsanalyse

Kategorie	Kodierung	Gruppe O			Gruppe E			Gruppe I		
		Hilfreich	Nicht hilfre	Wünschensw	Hilfreich	Nicht hilfre	Wünschensw	Hilfreich	Nicht hilfre	Wünschensw
Strukturelle Maßnahmen										
Mitarbeiter-interessens-vertretungen	Gespräch Betriebrat/ Gespräch Personalrat/ Gespräch Gleichstellungsbea	III								
Organisationale Strukturen										
Führungskraft	Gespräch Führungskraft	I				I			II	
	Unterstützung							II		I
	Vertrauen							II		I
	eit									
	Angst vor Konsequenzen							I		
	Druck		II							
Team/Arbeitskolleg en	Gespräch Team/ Arbeitskollegen					I				
	Unterstützung durch Team/ Arbeitskollegen	II								II
Arbeitsplatz-anpassung	Reduktion Arbeitszeit	II		I		I				
	Reduktion Arbeitspensum		I	I						
	Anpassung der Arbeitstätigkeit	I		I		I				
	Androhung Versetzung		I							
	Androhung Kündigung		I							
	Kündigung		I						II	
Maßnahmen	Workshop e				I					
	Supervision									I
	BEM			I						
	Coaching				I					
	Unterstützung Therapieplatzsuche					II				
	Vermittlung /Mediation			I						
	Bgl. Arzt	I								
	Gutachten BAM	I								
	Sport-angebote			I						
Individuelle, pers. Bedürfnisse	Offenheit	I								
	Verständnis					I				

Anhang

Anhang I Vergleich der Diagnosegruppen 2018 und vor 2018

Dimensionen + Item No.	Item No.	Vergleich Diagnosegruppe 2018 und vor 2018			
		2018		vor 2018	
		ja	nein		
Betriebliches Konzept		5	19	7	12
Betriebliche Angebote vorhanden Gesamt			MS		
Skalenfragen					
Wichtigkeit psy Erkr. AG No. 11		8,58		9,05	
Kenntniss interne Strategie/Konzept No. 12		9,42		9,16	
Partizipation MA No. 13		9,46	1	9,95	
Skalenfragen			Missing Value		MV
Arbeitsmotivation					
weniger Freude No. 29		6,88		6,68	
seinerzeit weniger sinnvoll No. 30		7,79		7,21	
schwerer zur Arbeit zu gehen No auch Krank		7,13		6,58	
Fehlzeiten					
großer Einfluss AG auf Erkrankung No. 36		8,00	1	8,26	
Mehr tun können AG No.37		7,50		7,32	
mehr Fehlzeiten No. 32		8,00		7,42	
Bindung					
Motivation im Unternehmen zu bleiben währe		7,58		8,16	1
Motivation im Unternehmen zu bleiben nach		8,25	1	8,00	
Von AK angesprochen No.25		8,83	1	9,63	
Von FK angesprochen No. 26		9,46	1	9,46	
Erl. Lange verheimlicht		8,00		7,16	
Soziale Unterstützung					
fühlte mich durch meine FK unterstüzt		9,17	1	9,26	1
fühlte mich durch meine AK unterstüzt		8,71	1	8,89	
Offener Umgang mit Situation No. 28		8,92		9,58	

116

Anhang

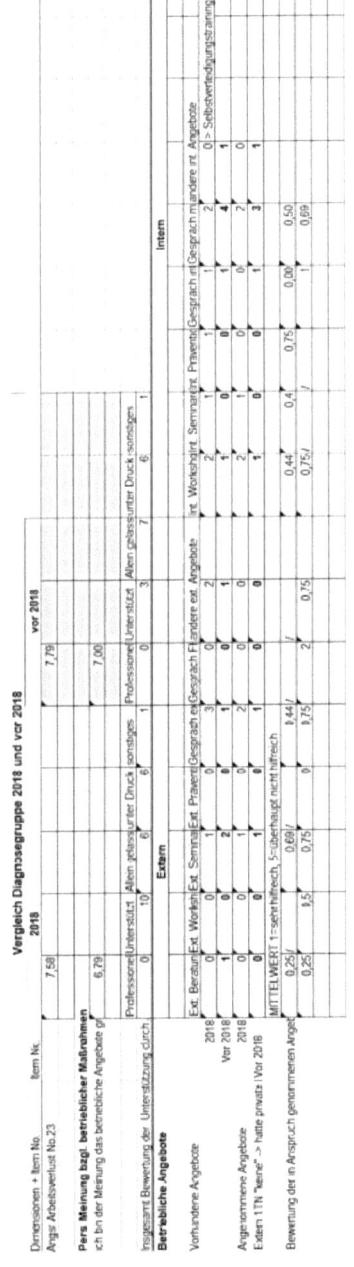